Maria Wilde

HINWEIS

Maria Wilde:
Stimme und Transidentität
Über die Bedeutung der Stimme –
Stimmangleichung und Stimmtherapie für trans* Menschen
1. **Auflage 2018**

Liebe Leser:innen,

die auf S. 45 genannte Webadresse zum Download eines Fragebogens ist nicht mehr gültig und löst eine Virenwarnung aus. **Die aktuelle Version des Fragebogens finden Sie unter:**

https://www.latrobe.edu.au/school-allied-health-human-services-and-sport/ds-documents/TWVQ-German-Authorised-Translation.pdf

Wir bitten, die Änderung zu berücksichtigen.

Schulz-Kirchner Verlag GmbH

Mein Dank gilt:

Katharina Meindl, Dorothea Haunhorst, Michael Wilde, Alexander Zamora

Allen Transfrauen und Transmännern, die mir ihr Vertrauen schenken und mich sie ein Stück ihres Weges begleiten lassen.

Die Autorin

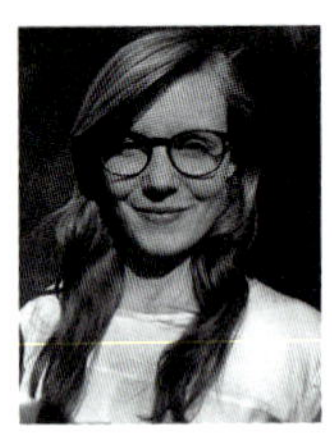

Maria Wilde absolvierte von 2010 bis 2013 ihre Ausbildung zur Logopädin an der Lehranstalt für Logopädie der Universitätsmedizin Mainz. Bereits während der Ausbildung stieß sie auf das Thema Stimmangleichung für trans* Menschen und beschäftigte sich im Rahmen ihrer Examensarbeit mit den Möglichkeiten der logopädischen Stimmtherapie in diesem Bereich. In ihrem aufbauenden Bachelorstudium im Bereich Gesundheit und Pflege mit Schwerpunkt Pädagogik an der katholischen Hochschule Mainz untersuchte sie in ihrer Bachelorarbeit anhand eines eigens entwickelten Fragebogens, welchen Einfluss die Stimme auf das Empfinden der Geschlechtsidentität von trans* Menschen hat.

Seit 2015 arbeitet Maria Wilde als angestellte Logopädin in einer logopädischen Praxis in Hamburg und nimmt an interdisziplinären Arbeitskreisen mit trans* Menschen teil. Als Dozentin zum Thema Stimmangleichung bei Trans* ist sie seit 2017 tätig.

Maria Wilde

Stimme und Transidentität

Über die Bedeutung der Stimme – Stimmangleichung und Stimmtherapie für trans* Menschen

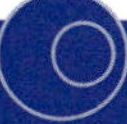

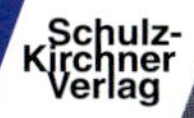

Bibliografische Information der Deutschen Nationalbibliothek
Die Deutsche Nationalbibliothek verzeichnet diese Publikation in der Deutschen Nationalbibliografie; detaillierte bibliografische Daten sind im Internet über http://dnb.d-nb.de abrufbar.

Besuchen Sie uns im Internet: www.schulz-kirchner.de

1. Auflage 2018
ISBN: 978-3-8248-1232-5
eISBN: 978-3-8248-9935-7

Mollweg 2, D-65510 Idstein
Vertretungsberechtigte Geschäftsführer:
Dr. Ullrich Schulz-Kirchner, Nicole Eitel
Titelfoto: © sudowoodo – Fotolia
Zeichnungen S. 35, 51, 52, 67: © Michael Wilde
Lektorat: Doris Zimmermann, unter Mitarbeit von Alina Sonntag
Umschlagentwurf und Layout: Petra Jeck
Druck und Bindung:
TZ Verlag & Print GmbH, Bruchwiesenweg 19, 64380 Roßdorf
Printed in Germany

Inhalt

Einleitung

Eine transidente Person identifiziert sich nicht mit ihrem biologischen Geschlecht und strebt daher möglicherweise an, in der entgegengesetzten Geschlechterrolle zu leben. Dazu kann sie Angleichungen des äußeren Erscheinungsbildes, des Verhaltens, des Sprechens und der Stimme in Erwägung ziehen, die es ihr erleichtern, in dem gewünschten Geschlecht zu leben. Die Stimme und das Sprechen sind dabei wesentliche Träger von Informationen über die sprechende Person. Sie können über das Alter, die geografische Herkunft, Emotionen und über das Geschlecht Auskunft geben. Das macht die Stimme zum sekundären Geschlechtsmerkmal und somit zu einem Baustein, den transidente Menschen anpassen können, um ein überzeugendes Gesamtbild als Frau oder Mann zu erreichen (vgl. Pérez Alvarez, 2011). Im Rahmen einer logopädischen Behandlung können transidente Menschen Hilfe finden, um ihre Stimme und Kommunikation ihrem Wunschgeschlecht entsprechend zu trainieren. Möglich ist es aber auch, dass sie Stimmbeschwerden haben, ihre Singstimme finden möchten oder aufgrund auftretender Stimmveränderungen durch Operation oder Hormonbehandlung ihre neue Stimme als fremd wahrnehmen. Allerdings gibt es in Deutschland bisher nur eine überschaubare Zahl von Logopädinnen[1], die sich mit der Stimmtherapie für transidente Menschen auskennen. Denn obwohl sie Expertinnen für den Fachbereich Stimme sind, stellt sie die Arbeit mit transidenten Menschen vor zusätzliche Herausforderungen und erfordert eine neue Dimension der Stimmarbeit.

Als Fachperson kann die Logopädin einen entscheidenden Beitrag zur Lebensqualität von transidenten Menschen leisten. Die Stimme ist *der* Faktor, der die Interaktion von Mann-zu-Frau-Transidenten am stärksten beeinflusst und einschränkt (Pasricha, Dacakis & Oates, 2008, 30). Dies ist beispielsweise der Fall, wenn eine Frau aufgrund ihrer (noch) männlichen Stimme mit der Anrede *„Herr"* angesprochen wird. Doch auch Frau-zu-Mann-Transidente sehen sich mit stimmlichen Problemen konfrontiert, sodass sie professionelle Unterstüt-

1 Im Verlauf des Buches werden teilweise eindeutig weibliche oder männliche Endungen verwendet. Die Schreibweisen sollen keinesfalls ausschließend oder diskriminierend sein, sondern die Lesbarkeit erleichtern. Die Autorin ist sich bewusst, dass viele Menschen sich nicht in eine der beiden Geschlechtskategorien einordnen können oder möchten.

zung benötigen. Durch eine Stimmangleichung kann zur Verbesserung des Körperempfindens, des Selbstwertgefühls und des allgemeinen Wohlbefindens der transidenten Person beigetragen und somit die Geschlechtsidentität gestärkt werden (vgl. Wolfradt & Neumann, 2001, 307–308). Daher ist diese Form der Stimmtherapie eine herausfordernde, aber ungemein wichtige Arbeit, bei der mit Präzision und Verantwortungsbewusstsein vorgegangen werden muss.

Dieses Fachbuch soll interessierte Logopädinnen darin unterstützen und ihnen einen ersten Eindruck von den Therapiebausteinen und möglichen Übungen vermitteln sowie grundlegende Informationen zum Thema Transidentität und geschlechtsspezifische Stimm- und Kommunikationsparameter bieten. Auch für transidente Menschen und ihre Angehörigen dient dieses Buch als fundierte Informationsquelle und kann Denkanstöße in Bezug auf die eigene Stimme und Kommunikationsmuster sowie deren Veränderungsmöglichkeiten liefern.

1 Transsexualität und Transidentität

Transidente Menschen sind der Überzeugung, dass sie nicht ihrem biologischen Geschlecht angehören, sondern fühlen sich dem anderen Geschlecht verbunden. Daher streben sie möglicherweise Veränderungen des Äußeren, der Verhaltensweisen, der Sprechweise sowie der Stimme an, um in der gewünschten Geschlechterrolle zu leben.

Der in der Medizin häufig verwendete Terminus hierfür ist Transsexualität oder Genderdysphorie. Die Internationale statistische Klassifikation der Krankheiten und verwandter Gesundheitsprobleme (ICD-10) zählt Transsexualität zu den Störungen der Geschlechtsidentität (F64). Diese wird unter der Verschlüsselung F64.0 Transsexualismus definiert als:

> „Der Wunsch, als Angehöriger des anderen Geschlechtes zu leben und anerkannt zu werden. Dieser geht meist mit Unbehagen oder dem Gefühl der Nichtzugehörigkeit zum eigenen anatomischen Geschlecht einher. Es besteht der Wunsch nach chirurgischer und hormoneller Behandlung, um den eigenen Körper dem bevorzugten Geschlecht soweit wie möglich anzugleichen." (DIMDI, 2015).

Die Bezeichnung Trans*sexualität* ist jedoch irreführend, da sie vermuten lässt, dass es einen Bezug zur sexuellen Ausrichtung gibt. Dies ist aber nicht der Fall, stattdessen geht es um die Identität der Menschen, die durch diese Klassifikation gekennzeichnet werden (vgl. Rauchfleisch, 2013, 6). Daher werden auch alternative Begriffe wie Transidentität, Transgender, Transgeschlechtlichkeit oder Trans* gewählt. Sie alle betonen das widersprüchliche Erleben der Geschlechtsidentität im Gegensatz zum biologischen Geschlecht. Im Kontakt mit trans* Menschen sollte man sich darüber bewusst sein, dass die verschiedenen Bezeichnungen teilweise kontrovers diskutiert werden. Dies liegt auch an der Tatsache, dass nicht alle Trans* eine (vollständige) Angleichung des Körpers anstreben oder sich auf ein Geschlecht festlegen möchten. Daher lehnen sie Begriffe, die den Fokus auf den Körper legen, möglicherweise ab. Eventuell ist der Begriff „Trans*" das Mittel der Wahl, um möglichst vielen Personen und ihrer Auffassung gerecht zu werden, sodass sich alle berücksichtigt fühlen.

1.1 Nützliche Begriffe im Umgang mit Trans*

Um den Umgang mit trans* Menschen professionell zu gestalten, sollte man die folgenden Begriffe kennen und verwenden (vgl. WPATH, 2012; Kruse, Houben & Lascheit, 2016a; Nieder, Briken & Richter-Appelt, 2013; American Psychiatric Association, 2015):

Cis-: Als cissexuell wird eine Person bezeichnet, deren biologisches Geschlecht mit ihrem sozialen, selbst empfundenen Geschlecht übereinstimmt. Das Gegenteil von „transsexuell". Weitere Begriffe: Cisgender, cisident, Cisfrau, Cismann, ugs.: Biofrau, Biomann.

Transsexualität: Medizinischer Begriff für eine Person, die sich ihrem biologischen Geschlecht nicht zugehörig fühlt und daher Behandlungsmaßnahmen (hormonell und/oder operativ) anstrebt oder schon vollzogen hat, die zu einem Wechsel der Geschlechterrolle führen.

Transgender: Menschen, die sich nicht oder nicht vollständig mit ihrem biologischen Geschlecht identifizieren können. Es besteht nicht zwingend der Wunsch, durch Hormonbehandlung und/oder Operationen den eigenen Körper zu verändern. Möglicherweise streben sie ein Leben zwischen den Geschlechterrollen an (genannt: genderfluid).

Geschlechtsdysphorie/Genderdysphorie: Medizinischer Begriff für Menschen, deren Geschlechtserleben nicht ihrem biologischen Geschlecht entspricht und die darunter leiden, u. a. transsexuelle Menschen.

Intersexualität/intersexuell: Menschen, die genetisch, hormonell oder anatomisch nicht eindeutig dem männlichen oder weiblichen Geschlecht zugeordnet werden können. Beispielsweise eine Person, deren äußere Geschlechtsteile weiblich sind, die jedoch innen liegende Hoden hat. Veraltete Begriffe sind „Zwitter" oder „Hermaphrodit".

Transfrau: Auch Mann-zu-Frau (MzF) genannt; eine Frau, die in einen biologisch männlichen Körper geboren wurde, sich jedoch als Frau empfindet und zu einer weiblichen Geschlechterrolle wechseln möchte.

Transmann: Auch Frau-zu-Mann (FzM) genannt; ein Mann, der in einen biologisch weiblichen Körper geboren wurde, sich jedoch dem männlichen Geschlecht zugehörig fühlt und zu einer männlichen Geschlechterrolle wechseln möchte.

Transition: Umfasst den Prozess der Angleichung einer trans* Person an das gewünschte Geschlecht. Er wird durch psychotherapeutische Unterstützung professionell begleitet, um das Finden und Festigen der neuen Geschlechterrolle zu unterstützen. Dazu können – müssen aber nicht – eine Hormonbehandlung, geschlechtsangleichende Operationen und kosmetische Eingriffe gehören. Außerdem können Kleidungsstil, Make-up und Bewegungsmuster angeglichen sowie ein Stimm- und Kommunikationstraining absolviert werden. Die Transition geschieht sowohl im privaten als auch im beruflichen Bereich.

Out/Outing: Als „out" oder „geoutet" gilt eine trans* Person, die ihren Wunsch, eine andere Geschlechterrolle anzunehmen, gegenüber einigen Personen oder gänzlich öffentlich gemacht hat. Das „Outing" ist ein Prozess, der gestaffelt verlaufen kann, weil möglicherweise erst enge Bekannte über den Wechsel der Geschlechterrolle ins Vertrauen gezogen werden und zu einem späteren Zeitpunkt der Arbeitgeber in Kenntnis gesetzt wird.

closeted: Ein trans* Mensch, der sein Wunschgeschlecht noch nicht in der Öffentlichkeit auslebt oder benennt.

Alltagstest: Zeitraum, in dem die trans* Person 24 Stunden am Tag über mindestens zwölf Monate in ihrer neuen Geschlechterrolle lebt. Dies gilt sowohl für den privaten als auch den beruflichen und öffentlichen Bereich. Der Test dient dazu, Erfahrungen zu sammeln, mit den Reaktionen der Umwelt zurechtzukommen und sich über die Beantwortung der Frage, ob und in welcher Form der Geschlechtswechsel gewünscht ist, klar zu werden. Der Alltagstest bildet die Voraussetzung für die operative Geschlechtsangleichung.

Passing: Eine trans* Person wird von der Umwelt als ihrer neuen Geschlechtsrolle zugehörig empfunden. Wird beispielsweise eine Transfrau mit „Herr" angesprochen, bricht das Passing.

Transvestitismus: Unter Transvestitismus versteht man Menschen, die die Kleidung des anderen Geschlechts tragen, wobei die Zuordnung zum biologischen Geschlecht nicht infrage gestellt wird. Davon abzugrenzen ist wiederum die Travestie, die als Kunstform des Transvestitismus gilt, da es in der Regel darum geht, eine (Bühnen-)Rolle darzustellen.

1.2 Häufigkeit und mögliche Ursachen von Transidentität

Die Häufigkeit von Transidentität wird in der Literatur mit sehr unterschiedlichen Zahlen angegeben. Dies liegt an der Tatsache, dass nur jene Trans*, die sich auch zu juristischen Schritten wie einer Personenstands- oder Namensänderung entschließen, sicher statistisch erfasst werden. Allerdings scheuen viele vor diesen aufwendigen und kostenintensiven Entscheidungen zurück. Darüber hinaus gibt es trans* Menschen, die keine hormonellen oder operativen Maßnahmen zur Geschlechtsangleichung anstreben, daher können sie ebenfalls statistisch nicht erfasst werden (vgl. Nieder, Briken & Richter-Appelt, 2013, 378). Aus den Niederlanden wird von einer Häufigkeit von 1:10.000 bei Transfrauen und 1:30.000 bei Transmännern berichtet. Allerdings gehen aktuellere Zahlen davon aus, dass sogar von 1:1000 bei Transfrauen und 1:2000 bei Transmännern ausgegangen werden muss. Dies verdeutlicht, dass Trans* deutlich verbreiteter ist, als gemeinhin gedacht (vgl. Rauchfleisch, 2013, 25). Das wirft die Fragen auf, wie Transidentität entsteht oder welche Einflussfaktoren eine Rolle spielen. Bisher konnte keine allgemeingültige Ursache für Transidentität nachgewiesen werden. Grundsätzlich unterscheidet man zur Erklärung zwischen biologischen und psychodynamischen Theorien.

Die **biologischen Theorien** gehen im Wesentlichen von genetischen, hirnanatomischen oder hormonellen Veränderungen bei Trans* aus. Diese Veränderungen geben trotz einer eindeutigen biologischen Geschlechtszuordnung in einem der drei genannten Bereiche, Hinweise auf eine Abwandlung hin zum gegensätzlichen Geschlecht. So gibt es Studienergebnisse, dass bestimmte Hirnregionen dem Wunschgeschlecht entsprechend ausgeprägt sind oder vereinzelte Gene oder Sexualhormone Veränderungen aufweisen, die die Geschlechtsidentität beeinflussen (vgl. Nieder, Jordan & Richter-Appelt, 2011). Außerdem wurde vermutet, dass eine erhöhte Konzentration des Testosterons während der Schwangerschaft, beispielsweise durch starken Stress oder Traumatisierungen der Mutter, einen derartigen Einfluss auf den weiblichen Fötus haben könnte, dass eine Frau-zu-Mann-Transidentität entstehen könnte. Dies gilt jedoch inzwischen als widerlegt. Im Rahmen einer weiteren Studie konnte festgestellt werden, dass bereits bei Kleinkindern beobachtbar ist, dass der Testosteronspiegel im Zusammenhang mit dem Spielverhalten steht. Mädchen, die einen erhöhten Testosteronspiegel aufwiesen, wählten zum Spielen eine Eisenbahn aus, während die Jungen mit niedrigem Testosteronspiegel mit Puppen spielten. Durch diese Studienergebnisse kann jedoch nicht auf eine Transidentität der Kinder geschlossen werden, sondern lediglich die Bedeutung des Testosterons beim geschlechtsdifferenzierten Verhalten während der Kindheit verdeutlicht werden (vgl. Preuss, 2016, 80).

Trotz der vielseitigen Ansätze, die im Rahmen der Forschung bisher verfolgt wurden, gibt es kein eindeutiges Ergebnis. Im Gegenteil: Immer wieder gibt es Studien, die sich in ihren Ergebnissen gegenseitig widersprechen oder lediglich kleine Probandengruppen untersucht haben (vgl. Nieder, Jordan & Richter-Appelt, 2011). Außerdem gibt es Personen, bei denen man eine oder mehrere der beschriebenen Veränderungen nachweisen konnte, ohne dass diese den Wunsch haben, nicht dem biologischen Geschlecht entsprechend leben zu wollen.

Die **psychodynamischen Theorien** begründen Trans* beispielsweise mit traumatischen Erlebnissen in der Kindheit (z. B. schwerer Missbrauch), abwesenden Vätern, emotionaler Distanz zum Vater oder dem (unter)bewussten Wunsch der Eltern, ein Kind des anderen Geschlechts zu haben und dies im Rahmen der Erziehung ausleben (vgl. Kruse, Houben & Lascheit, 2016a, 23). Aber auch die Angst vor dem Verlust oder der tatsächliche Verlust der Mutter kann als Ursache gesehen werden, um die weibliche Geschlechterrolle der Mutter zu imitieren und so im äußersten Fall zu einer Transidentität führen. Außerdem konnte festgestellt werden, dass autistische Störungen mit zwanghaftem Verhalten und intensiven obsessiven Interessen häufig mit Geschlechtsnonkonformität einhergehen (vgl. Preuss, 2016, 81–86).

Fakt ist, dass es inzwischen viele unterschiedliche Ansätze gibt, um Transgeschlechtlichkeit zu erklären. Allerdings gibt es weder biologische noch psychodynamische Theorien, die allgemeingültig sind. Daher handelt es sich bei den Ursachen für Trans* vermutlich um ein Zusammenspiel biologischer, psychodynamischer und soziokultureller Ursachen, die bei jeder trans* Person unterschiedlich sind und sie zu einer einzigartigen Person machen.

1.3 Diagnostik der „Transsexualität"

Den Beginn der Behandlungsmöglichkeiten bildet in der Regel die Zusammenarbeit zwischen der trans* Person und den Psychotherapeuten oder Psychiatern. Letztere können die Diagnose „Transsexualität" stellen oder zwischen weiteren ähnlichen „Störungsbildern" unterscheiden. Dies ist wichtig für die weiteren Maßnahmen, die erfolgen können. Die Behandlung bei Psychotherapeuten und Psychiatern kann umfassen:

- Diagnose der Geschlechtsdysphorie
- Beantwortung von Fragen zur Geschlechtsidentität
- Aufklärung und Diskussion über die kurz- und langfristigen Auswirkungen eines Rollenwechsels und die entsprechenden medizinischen Behandlungsmaßnahmen
- Unterstützung beim Prozess des Coming-out und dem Alltagstest
- Informationen über verschiedene Formen der Geschlechtsidentität und möglicher medizinischer Behandlungsmaßnahmen
- Prüfung der Eignung, Indikation und Vorbereitung für eine feminisierende/maskulisierende Hormontherapie oder Operation
- Psychologische Beratung für Angehörige
- Behandlung zusätzlich auftretender psychologischer Probleme (z. B. Depressionen, Angststörungen)

Voraussetzung für die Diagnose „Transsexualismus" ist laut ICD-10 die Erfüllung folgender Kriterien:

1) der Wunsch, als Angehöriger des anderen Geschlechtes zu leben und anerkannt zu werden,
2) das Unbehagen oder das Gefühl der Nichtzugehörigkeit zum eigenen biologischen Geschlecht und
3) der Wunsch nach chirurgischer und hormoneller Behandlung, um den eigenen Körper dem bevorzugten Geschlecht so weit wie möglich anzugleichen.

Diese Kriterien müssen seit mindestens zwei Jahren bestehen, um von einem ernsthaften Verlangen sprechen zu können. Außerdem müssen psychische Störungen (z. B. Schizophrenie) sowie genetische, geschlechtschromosomale oder intersexuelle Veränderungen, die eine Störung der Geschlechtsidentität erklären würden, als Ursachen ausgeschlossen werden (vgl. DIMDI, 2015).

Kritik: Die Diagnosekriterien sowie die Einordnung von Transsexualität als „Störung der Geschlechtsidentität" im Rahmen der psychischen Störungen werden von trans* Menschen als stigmatisierend und psychopathologisierend empfunden. Zwar ermöglicht die Pathologisierung von Trans* den entsprechenden Personen die Kostenübernahme notwendiger Behandlungsmaßnahmen durch gesetzliche und private Krankenversicherungen, allerdings plädieren viele Trans* dafür, dass Abwandlungen vom geschlechtlichen Erleben nicht als psychische Störung interpretiert und klassifiziert werden sollten (vgl. Nieder, Briken & Richter-Appelt, 2013, 375–376).

1.4 Behandlungsmöglichkeiten für trans* Menschen

Die Möglichkeiten der Behandlung, um so den Transitionsprozess zu unterstützen, sind vielseitig. Jeder trans* Mensch sollte selbst entscheiden, welche Behandlungsmaßnahmen sinnvoll und notwendig sind, um dem Selbsterleben und den alltäglichen Anforderungen zu entsprechen.

Der Transitionsprozess kann aus folgenden Maßnahmen bestehen (Übersicht):

- Psychotherapie und „Alltagstest"
- Geschlechtsangleichende Maßnahmen
  - Epilation (bei MzF-Trans*)
  - Hormontherapie
  - Geschlechtsangleichende Operationen:
    bei MzF-Trans:* Genitaltransformationsplastik, Mammaaugmentation (Brustvergrößerung)
    bei FzM-Trans:* Penoidkonstruktion (Penisrekonstruktion), Hysterektomie (teilweise oder vollständige Entfernung der inneren weiblichen Organe), Kolpektomie (Entfernung der Scheide), Metaidoioplastik (Klitorispenoid, Klitpen: Penisbildung der Testosteron bedingt hypertrophierten Klitoris mit Harnröhrenverlängerung), Mastektomie (Angleichung an den männlichen Brustaufbau)
  - Kosmetische Eingriffe bei MzF-Trans*: gesichtsfeminisierende Operationen, Larynxreduktionsplastik (Abschleifen des Adamsapfels)
- Phonochirurgische Stimmerhöhung bei MzF-Trans*
- Namens- und Personenstandsänderungen sowie die Änderung des Geschlechtseintrags in offiziellen Dokumenten

Psychologische/psychiatrische Begleitung

Die Behandlung beginnt mit der psychologischen/psychiatrischen Betreuung. Sie hat zum Ziel, die trans* Person dabei zu unterstützen, eine wohlüberlegte und selbstverantwortliche Entscheidung über den Rollentausch und die damit einhergehenden Behandlungsmaßnahmen zu treffen.

Der „Alltagstest"

In der zweiten Behandlungsphase wird der sogenannte „Alltagstest" absolviert. Der Alltagstest umfasst mindestens ein Jahr, in dem die Person durchgängig in der angestrebten Geschlechtsrolle lebt. Dies impliziert die andauernde Veränderung zentraler Aspekte des gewünschten Geschlechts wie Gestik, Mimik, Kleidung, Make-up (bei Transfrauen) und gesellschaftliches Verhalten. Diese Aspekte sind sowohl im Beruf als auch in der Familie und Freizeit umzusetzen. Damit soll es trans* Personen ermöglicht werden, Erfahrungen zu sammeln, mit den Reaktionen der Umwelt zurechtzukommen und sich über die Beantwortung der Frage, ob und in welcher Form der Geschlechtsrollenwechsel gewünscht ist, klar zu werden. Während der Zeit des Alltagstests wird der trans* Mensch weiterhin von Psychologen oder Psychiatern begleitet und beraten (vgl. Pichlo, 2008, 124–125).

Die Hormonbehandlung

Die anschließende dritte Behandlungsphase ist die Hormonbehandlung. Häufig empfiehlt der behandelnde Psychologe oder Psychiater, dafür einen Endokrinologen aufzusuchen, der die Behandlung einleitet und betreut. Das ist sinnvoll, da die Hormontherapie gesundheitliche Risiken birgt, die sorgfältig überwacht werden sollten. Derzeit gibt es die Empfehlung für Ärzte, die Hormonbehandlung erst nach mindestens zwölfmonatiger psychotherapeutischer Behandlung sowie ebenfalls mindestens einjährigem Alltagstest zu beginnen. In der Realität wird häufig bereits nach sechs- bis zwölfmonatiger Psychotherapie und drei bis sechs Monaten Alltagstest mit der Hormontherapie begonnen.

Transfrauen bekommen ein Östrogen-Präparat, das mit einem Anti-Androgen kombiniert verabreicht wird. Bereits nach wenigen Wochen der Hormontherapie werden dadurch erste Veränderungen beobachtbar: Es tritt eine Verlangsamung der Körperbehaarung sowie eine Veränderung des Hautbildes durch die verminderte Talgdrüsentätigkeit ein. Auch die Gesichtszüge werden weicher und runder. Darüber hinaus beginnt das Brustwachstum. Die Fettverteilung verändert sich, sodass mehr Fetteinlagerungen an Bauch, Beinen und Po entstehen, wohingegen die Muskelmasse abnimmt. Zudem kommt es zu einer Abnahme der Libido und seltener auftretenden Erektionen. Die sexuelle Potenz nimmt ab, das Schrumpfen der Hoden setzt ein und die Spermaproduktion wird rückläufig. Auf die Stimme haben die Hormone jedoch kaum Auswirkungen. Die hormonell bedingten Veränderungen des Körpers in Hinblick auf die Feminisierung sind nach ca. zwei Jahren abgeschlossen, allerdings müssen die Hormone lebenslang eingenommen werden (vgl. Sohn & Schäfer, 2008, 133–134). Zusätzlich ist es sinnvoll, die Körperbehaarung durch Epilation dauerhaft zu minimieren oder zu entfernen. Die Kosten für diese Maßnahme können ebenfalls von der Krankenkasse übernommen werden.

Die hormonelle Behandlung von Transmännern erfolgt durch Testosteron-Präparate. Die Wirkungen sind wenige Wochen nach Beginn der Einnahme festzustellen: Die Menstruation bleibt aus, es kommt zum Aufbau von Muskelmasse und damit einhergehend zu einer Gewichtszunahme von ca. fünf Kilogramm, sodass ein männlicherer Körperbau entsteht. Auch bei den Transmännern führt die Hormonbehandlung zu einer veränderten Fettverteilung, darüber hinaus zu einem grobporigen Hautbild sowie kantigeren Gesichtszügen. Es kommt zur Vertiefung der Stimme, die Körperbehaarung nimmt zu. Sexuelle Erregbarkeit, Antrieb, Ausdauer und Energie nehmen zu und die Klitoris vergrößert sich. Darüber hinaus verringern die Brustdrüsen ihre Aktivität, jedoch bleibt die Brustgröße erhalten (vgl. ebd. 134–135). Vergleichbar mit den Transfrauen sind die körperlichen Veränderungen nach ca. zwei Jahren abgeschlossen und erfordern ebenfalls die lebenslange Einnahme der Hormone.

Operative Geschlechtsangleichung

Die vierte Behandlungsphase darf frühestens sechs Monate nach Beginn der gegengeschlechtlichen Hormontherapie durchgeführt werden. In dieser Phase werden operative Geschlechtsangleichungen vorgenommen. Diese erfordern je nach Maßnahme ein oder zwei erneute, voneinander unabhängige psychiatrische oder psychologische Gutachten sowie die Bescheinigung der Kostenübernahme durch die Krankenkasse. Die operativen Maßnahmen sind zu unterteilen in genitalangleichende Operationen und in Eingriffe, die die sekundären Geschlechtsmerkmale betreffen, wie Brustvergrößerungen/-verkleinerungen oder weitere ästhetische Operationsverfahren, z. B. Fettabsaugung oder Fettunterspritzung zur Feminisierung des Gesichts. Die phonochirurgische Stimmerhöhung bei Transfrauen und die Verkleinerung des Schildknorpels sind eher seltenere optionale Operationen (vgl. Pichlo, 2008, 126–127; WPATH, 2012, 67 ff.).

Nachbetreuung

Die fünfte Behandlungsphase bildet die Nachbetreuung. Sie dient vor allem der weiteren psychologischen Betreuung sowie chirurgischen Korrekturen und ärztlichen Kontrollterminen.

Logopädische Stimmangleichung

Die logopädische Stimmangleichung kann jederzeit erfolgen und bedarf lediglich eines Rezeptes von einem Hals-Nasen-Ohren-Arzt oder einem Phoniater. Diese sollten zuvor untersuchen, ob Schädigungen des Stimmapparates vorliegen, die den Therapieerfolg beeinträchtigen könnten oder eine vorausgehende logopädische Stimmtherapie zur Heilung der Stimme notwendig machen, bevor mit der angleichenden Stimmtherapie begonnen werden kann. Die Therapie wird von der Krankenkasse übernommen, allerdings müssen die Personen Zuzahlungen zu jedem Rezept begleichen, sofern sie nicht zuzahlungsbefreit sind. Dies gilt für alle Personen, die volljährig sind.

Namens-/Personenstandsänderung und Änderung des Geschlechtseintrags in offiziellen Dokumenten

Das Transsexuellengesetz (TSG) von 1980 regelt die Voraussetzungen für eine Namens- oder Personenstandsänderung. Die Namensänderung wird dabei als „kleine" Lösung bezeichnet, während die Personenstandsänderung die sogenannte „große" Lösung ist.

Möchte eine trans* Person ihren Vornamen ihrem Wunschgeschlecht entsprechend offiziell ändern lassen, bedarf es hierfür eines Antrags beim zuständigen Amtsgericht, in dem neben den persönlichen Daten auch das Wunschgeschlecht und der neue Vorname angegeben werden. Außerdem muss durch zwei unabhängige psychologische Gutachten versichert werden, dass die betreffende Person seit mindestens drei Jahren den Wunsch hat, entsprechend ihrem Wunschgeschlecht zu leben, und sich dieser Wunsch mit hoher Wahrscheinlichkeit nicht mehr ändern wird. Kann man für die Finanzierung der Gutachten nicht aufkommen, sollte man einen Antrag auf Verfahrenskostenhilfe stellen.

Seit 2011 ist es nicht mehr notwendig, für die Personenstandsänderung eine geschlechtsangleichende Operation durchgeführt zu haben oder dauerhaft fortpflanzungsunfähig zu sein, wie es noch im TSG von 1980 zu lesen ist. Diese Passagen wurden als verfassungswidrig erklärt und sind ausgesetzt, bis ein neues Gesetz in Kraft tritt. Daher sind die Voraussetzungen für die kleine und die große Lösung derzeit gleich. Außerdem bleiben bestehende Ehen unberührt von der Vornamens- und Personenstandsänderung, sodass sich Ehepartner deswegen nicht scheiden lassen müssen.

Solange eine trans* Person noch nicht über neue offizielle Papiere verfügt, kann es z. B. bei Ausweiskontrollen, Bankgeschäften, Ämtern und Ärzten zu Problemen kommen, da die Angaben nicht (mehr) dem äußeren Erscheinungsbild entsprechen. Zu diesem Zweck hat die „Deutsche Gesellschaft für Transidentität und Intersexualität e. V." (dgti) einen Ergänzungsausweis entwickelt, der vom Bundesinnenministerium als rechtsgültig geduldet wird, sofern der offizielle Personalausweis mitgeführt wird. Auf dem Ergänzungsausweis sind der vollständige Wunschname, das Geschlecht und Pronomen vermerkt sowie die Nummer des offiziellen Personalausweises und ein aktuelles Passbild. Der Ergänzungsausweis kann bei der dgti per Brief mit den notwendigen Daten und einem Foto gegen Gebühr beantragt werden (vgl. dgti, 2017). Der Ergänzungsausweis kann besonders während des Alltagstests Erleichterung verschaffen, ohne dass sich trans* Personen wortreich erklären müssen.

Die Angaben zur Person in dem vorliegenden Ergänzungsausweis sind zu respektieren. Die gewünschte Anrede der Person ist zu achten und ggf. zu erfragen.
The personal details in the present supplemental ID must be respected.
http://www.dgti.info/ea-info
ERGÄNZUNGSAUSWEIS
dgti
Nr / No / No
Name / Surname / Nom
Nachname
Vornamen / Given names / Prénoms
Vornamen
Geschlecht / Gender / Genre
männlich/male/mâle
Pronomen / Pronoun / Pronom
er/he/il
Ausweis-Nr. / Passport no. / No. de passport
LF32223330
Geburt / Birth / Naissance
13.02.1987
Gültig bis / Expiry / Expiration
02/2022
Deutsche Gesellschaft für Transidentität und Intersexualität e.V.
Muster

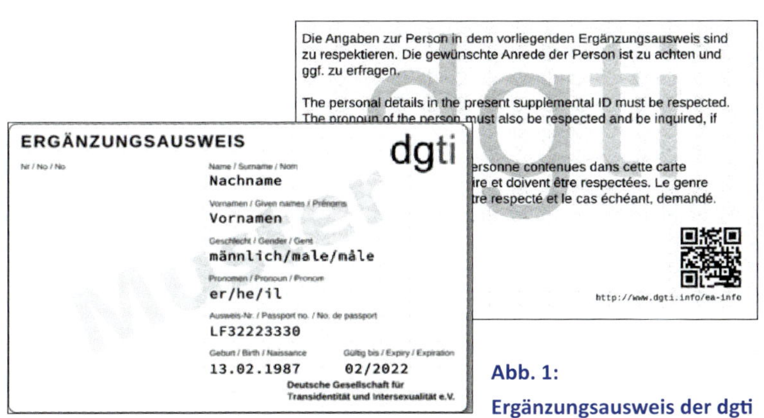

Abb. 1: Ergänzungsausweis der dgti

Tab. 1: Übersicht der möglichen Behandlungsmöglichkeiten für trans* Menschen
(vgl. Nieder, Briken & Richter-Appelt, 2013, 382; Sohn & Schäfer, 2008, 131 ff.)

Maßnahme	Transfrauen	Transmänner
▪ **Chirurgie**		
Entfernung des weiblichen Brustgewebes (Mastektomie) und Gestaltung eines männlichen Brustaufbaus		×
Entfernung der inneren weiblichen Geschlechtsorgane: – Adnektomie (Entfernung der Eileiter & Eierstöcke) – Hysterektomie (Entfernung der Gebärmutter)		×
Kolpektomie: Entfernung der Scheide		×
Metaidoioplastik: Bildung eines Klitorispenoid mit Verlängerung der Harnröhre		×
Aufbau eines Neopenis: – Harnröhrenplastik – Konstruktion des Neopenis – Schwellkörper- & Hodenprothesen		×
Brustaufbau (Mammaaugmentationsplastik)	×	
Entfernung der Hoden (Testektomie)	×	
Aufbau einer Neovagina: – Penisamputation (Penektomie) – Formung einer Neovaginalhöhle – Kürzung der Harnröhre und Schaffung einer Harnröhrenöffnung – Konstruktion der Schamlippen, Vulva und einer sensiblen Klitoris	×	
▪ **Dermatologie, Kosmetik**		
Epilation der Gesichts- und Körperbehaarung	×	
▪ **Endokrinologie**		
Geschlechtsangleichende Hormonbehandlung	×	×
▪ **Logopädie**		
Veränderung der Stimme, des Sprechens und weiterer Kommunikationsmittel durch gezieltes Training	×	×
▪ **Phoniatrie, Phonochirurgie**		
Veränderung der Stimmlage durch Operationen am Stimmapparat	×	
Larynxreduktionsplastik: Abschleifen des Adamsapfels, damit dieser weniger prominent hervorsteht	×	

Maßnahme	Transfrauen	Transmänner
■ **Plastische Chirurgie**		
Kosmetische Eingriffe zur Feminisierung: – Gesicht: Straffung der Augenlider, Nasenkorrektur, Abschleifen der Stirnknochen, Jochbeinaufbau, Kinn- und Kieferkorrektur, Lippenaufbau, Haartransplantation – Fettabsaugen oder Formung weiblicher Körperrundungen, z. B. an Po oder Hüfte	×	
■ **Psychiatrie, Psychotherapie**		
Psychiatrische/psychotherapeutische Begleitung	×	×

2 Die Bedeutung der Stimme für Trans*

Die Stimme gilt als eines der bedeutendsten Ausdrucksmittel, das Menschen zur Verfügung haben. Man kann Sprecher bereits an der Stimme identifizieren, kann am Stimmklang Emotionen erkennen, die durch die Mimik möglicherweise verborgen bleiben, und kann ebenso bei den Zuhörenden Gefühle auslösen (vgl. Schüchner, 2000, 11).

Im Rahmen der logopädischen Stimmtherapie werden die unterschiedlichsten Aspekte, die den Stimmklang beeinflussen, betrachtet: Persönlicher Charakter, Lebenssituation, Anforderungen, kulturelle Aspekte sowie Körperhaltung, Körperspannung, Fehlspannungen und Atmung spielen eine entscheidende Rolle. All diese Faktoren prägen die Stimmgebung und den Stimmgebrauch sowohl von „Normalsprechern" als auch von trans* Menschen.

Der langjährige Prozess der Geschlechtsangleichung von trans* Menschen kann über Stationen wie den Alltagstest, die Hormonbehandlung und die geschlechtsangleichenden Operationen führen. Ein Merkmal, das nach diesen Schritten noch auf das „alte" Geschlecht schließen lässt, ist die Stimme. Sie kann das Passing entscheidend beeinflussen (vgl. Fuchs, Ghattas, Reinert & Widmann, 2012, 9). Transmänner erleben durch die Hormonbehandlung das Absinken ihrer Stimme und sind häufig zufrieden mit dem Ergebnis. Die wenigsten von ihnen nehmen weitere Maßnahmen zur Stimmangleichung, wie z. B. die logopädische Behandlung, in Anspruch (vgl. Hays, 2013, 20). Dagegen sind Transfrauen häufig auf die Unterstützung durch chirurgische Maßnahmen zur Stimmerhöhung oder eine logopädische Stimmtherapie angewiesen, um ihre Stimme deutlich femininer klingen zu lassen. Das liegt an der Tatsache, dass ihre Stimmlippen und der Kehlkopf durch den Einfluss des Testosterons während der Pubertät der männlichen Anatomie entsprechend gewachsen sind. Diese anatomischen Umstände lassen sich durch die Gabe von weiblichen Hormonen nicht rückgängig machen, sodass kein weiblicher Stimmklang entstehen kann (vgl. Neumann, Welzel & Berghaus, 2003, 30).

Für trans* Personen birgt die eigene Stimme immer die Gefahr, dass sie trotz ihres veränderten Aussehens als das identifiziert werden, was sie nicht mehr sind und womit sie sich womöglich nie identifiziert haben. Das äußere Erscheinungsbild und die Stimme sind für das Gegenüber „unstimmig“ und geben einen Hinweis auf das bei der Geburt zugeordnete Geschlecht der trans* Person. Dieser Widerspruch kann Irritation und Befremdung auslösen und sogar ein Outing des trans* Menschen erzwingen. So können durch die Stimme beschämende, kränkende Situationen entstehen. Dies zeigt sich beispielsweise, wenn eine Transfrau am Telefon als Mann angesprochen wird, obwohl sie sich mit Vor- und Nachnamen vorgestellt hat. Ebenso kann es passieren, dass Trans* vom Telefonservice ausgeschlossen werden, weil automatische Spracherkennungssysteme keine Korrelation zwischen der Stimme und dem angegebenen Geschlecht herstellen können (vgl. Gross, 2008, 201).

Die Bedeutung der Stimme für das erfolgreiche Passing (vor allem) von Transfrauen ist unstrittig sehr groß, besonders vor dem Hintergrund, dass nachgewiesen werden konnte, dass die Lebensqualität von Transfrauen steigt, wenn sie selbst und ihre Umwelt ihre Stimme als weiblich bewerten (vgl. Hancock, Krissinger & Owen, 2011, 557). Bei Transmännern wiederum gilt die Stimme gemeinhin nicht als Faktor, der das Passing negativ beeinflusst, da durch das geschlechtsangleichende Hormon Testosteron eine Absenkung der Stimme automatisch erfolgt. Allerdings gibt es zu diesem scheinbaren Fakt bisher wenig Studien. Vereinzelte Hinweise in Studien sowie das Aufsuchen von Transmännern einer logopädischen Stimmtherapie zeigen, dass auch Transmänner Unterstützung mit ihrer „neuen“ Stimme brauchen (vgl. Azul, 2015, 33–44).

Dies macht deutlich, welchen maßgeblichen Einfluss die Stimme auf die Geschlechtszuordnung von trans* Menschen hat. Darüber hinaus kann eine Stimmangleichung zu einer Verbesserung des Körperempfindens, des Selbstwertgefühls und des allgemeinen Wohlbefindens beitragen und somit die Geschlechtsidentität stärken (vgl. Wolfradt & Neumann, 2001, 307–308).

2.1 Unterschiede des männlichen und weiblichen Stimmapparats

Während der Pubertät verändert sich die Anatomie und Physiologie des ganzen Körpers aufgrund der Hormone Testosteron und Östrogen. Da die Hormone bei Jungen und Mädchen in unterschiedlicher Konzentration produziert werden, sind die Auswirkungen auf den Körper andersartig. Das bewirkt auch eine geschlechtsspezifisch abweichende Entwicklung des Stimmapparats, die dementsprechend die Stimmproduktion und den Stimmklang beeinflusst.

Bei Jungen wächst durch den Einfluss der Geschlechtshormone der Kehlkopf etwa einen Zentimeter in anterior-posteriore (horizontale) Richtung, woraufhin er als charakteristischer „Adamsapfel“ erkennbar ist. Auch die Stimmlippen (ugs. Stimmbänder) wachsen und verlängern sich um vier bis elf Millimeter und nehmen zusätzlich an Masse zu, sodass Männer eine Stimmlippenlänge von 13 bis 16 mm aufweisen. Darüber hinaus wird der Hals länger und breiter im Umfang, wodurch der Kehlkopf tiefer tritt (vgl. Nawka & Wirth, 2008, 124 ff.). Durch diese zahlreichen anatomischen Veränderungen kommt es zu einer Absenkung der Sprechstimmlage um etwa eine Oktave, die sich im Schnitt zwischen 87 bis 131 Hz bewegt und die hohe Kinderstimme durch eine männlich-tiefe Stimme ablöst (vgl. Pérez Alvarez, 2011, 247). Den Prozess der Stimmveränderung nennt man „Mutation“, „Stimmwechsel“ oder umgangssprachlich „Stimmbruch“. Diese Phase kann mit etwa zwölf Jahren beginnen und dauert bis zu anderthalb Jahre an. Bis zum 21. Lebensjahr kann es noch zu weiteren minimalen anatomischen und stimmlichen Veränderungen kommen, die zur Festigung der tiefen Stimme beitragen.

Bei Mädchen tritt die Mutation zwischen dem 10. bis 15. Lebensjahr auf und dauert lediglich sechs bis zwölf Wochen, wobei die Veränderungen deutlich geringer im Vergleich zu den Jungen ausfallen. Die Stimmlippen verlängern sich etwa um 1,5 bis 4 mm, sodass sie bei erwachsenen Frauen eine Länge von 11 bis 13 mm erreichen (vgl. Neuschaefer-Rube, Scheidt & Groß, 2008, 184). Der Kehlkopf wächst in erster Linie in die Höhe und nicht in die Horizontale, was erklärt, warum bei Frauen der Kehlkopf nicht so stark hervorsteht wie bei Männern. Die Sprechstimmlage wird durch die Veränderungen um etwa eine Terz tiefer und rangiert danach um 175/196–262 Hz (vgl. Nawka & Wirth, 2008, 126 ff.). Eine neue Studie zeigte jedoch, dass Frauen in Deutschland inzwischen tiefer sprechen, etwa um 168 Hz. Das bedeutet, dass sie nur noch eine Quinte höher sprechen als Männer und nicht – wie bisher in der Literatur zu finden – eine Oktave höher. Diese Veränderung führen die Forscher darauf zurück, dass Frauen heutzutage eigenständiger leben und nicht mehr auf den Schutz eines Mannes angewiesen sind, sondern sich vielmehr gegen Männer behaupten und dementsprechend die Stimme angleichen (vgl. BR Klassik, 2017).

Man kann festhalten, dass die Kehlkopfgröße und die Länge der Stimmlippen entscheidende Faktoren für die Stimmhöhe sind.

Tab. 2: Übersicht: Vergleich zwischen einem männlichen und weiblichen Stimmorgan

	Männer	Frauen
Kehlkopf	– Größe verdoppelt sich – „Adamsapfel“ im Vergleich zum länger und umfangreicher werdenden Hals tritt der Kehlkopf tiefer – Veränderung der Klangfarbe	– Nur geringes vertikales Kehlkopfwachstum, keine markante äußere Ausprägung
Stimmlippenlänge	13–16 mm Während der Mutation wachsen die Stimmlippen 4–11 mm. Zunahme an Masse	11–13 mm Während der Mutation wachsen die Stimmlippen etwa 1,5–4 mm.
Sprechstimmlage	F/G–c 87/98–131 Hz	f/g–c^1 175/196–262 Hz
Stimmumfang	Nach der Mutation nimmt die Obergrenze des Stimmumfangs ab, während sich die Untergrenze erweitert.	Nach der Mutation bleibt die Obergrenze des Stimmumfangs bestehen, während die Untergrenze um eine Terz absinkt.

2.2 Wie entsteht Stimme?

Bevor im Folgenden die Unterschiede der Stimme und der Kommunikation zwischen den Geschlechtern behandelt werden, ist es wichtig, zu erfahren, wie die Stimme funktioniert und welche Aspekte dabei eine Rolle spielen.

Der Stimmklang entsteht durch die Schwingung der Stimmlippen, die horizontal im Kehlkopf liegen. Die Stimmlippen werden in Schwingung versetzt, indem die Luft aus der Lunge durch die Luftröhre nach oben entweicht und dabei durch den Kehlkopf und die Stimmlippen fließt. Ein Ton entsteht dabei nur, wenn die Stimmlippen vorher darauf eingestellt sind, dass nun etwas gesagt, gerufen oder gesungen wird. Andernfalls wäre bei jeder Ausatmung, die wir machen, ein Ton zu hören. Durch das entsprechende Signal des Gehirns stellt sich die sogenannte „Phonationsspannung“ ein, die dafür sorgt, dass die Stimmlippen im richtigen Spannungszustand eingestellt sind, um in der angestrebten Tonhöhe und Lautstärke zu sprechen, zu rufen oder zu singen. Als „Phonation“ bezeichnet man die Stimmerzeugung. Die Stimmlippen bestehen aus einem bindegewebigen äußeren Rand, dem Stimmband (Ligamentum vocale), sie sind von Schleimhaut umgeben und begrenzen die Stimmritze (Glottis).

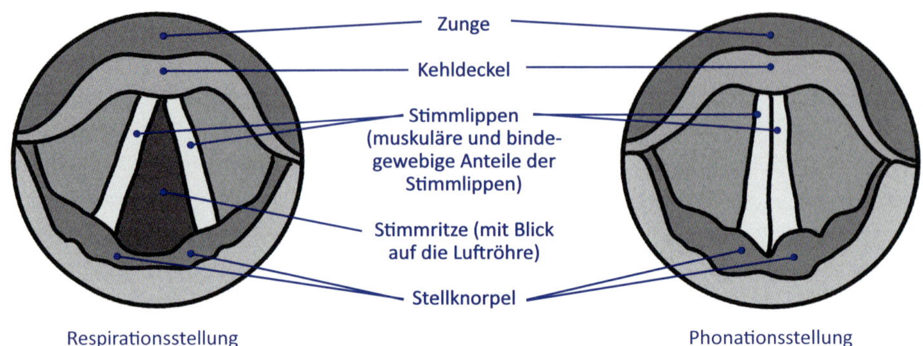

Abb. 2: Stimmlippen/Kehlkopf von oben betrachtet (schematische Darstellung)

Bei den Kehlkopfmuskeln unterscheidet man zwischen einer äußeren und einer inneren Kehlkopfmuskulatur. Zu der äußeren Kehlkopfmuskulatur, die außerhalb des Schildknorpels und des Ringknorpels verläuft, gehört unter anderem der Musculus cricothyroideus (abgekürzt auch C.T. genannt). Dieser Muskel ist gemeinsam mit dem M. vocalis für die Spannung der Stimmlippen und somit für die Tonhöheneinstellung zuständig. Außerdem wird durch seinen Zug der Ringknorpel im vorderen Teil an den Schildknorpel angenähert.

Zu den inneren Kehlkopfmuskeln, die unterhalb oder innerhalb des Schildknorpels verlaufen, gehört der M. thyroarytenoideus, dessen innerer Anteil als M. vocalis (oder M. internus) bezeichnet wird. Wie oben bereits erwähnt, gehört der M. vocalis mit dem M. cricothyroideus zu den Stimmlippenspannern. Der M. vocalis kann die Spannung innerhalb der Stimmlippen verändern, ohne die Länge zu beeinflussen, und er kann die Breite variieren, ohne die Länge und den Spannungszustand der Stimmlippen zu beeinflussen. Darüber hinaus ist der M. vocalis neben der Stimmlippenspannung auch für die Schließung der Stimmritze verantwortlich und bildet gleichzeitig das Kernstück der Stimmlippen. Weitere innere Kehlkopfmuskeln sind der M. ventricularis und der M. posticus (eigentlich M. cricoarytaenoideus posterior), der als Stimmlippenöffner fungiert. Der M. lateralis (eigentlich M. thyreoarytaenoideus lateralis) ist für den Verschluss der vorderen zwei Drittel der Stimmlippen zuständig (vgl. Hammer, 2009, 5 ff.).

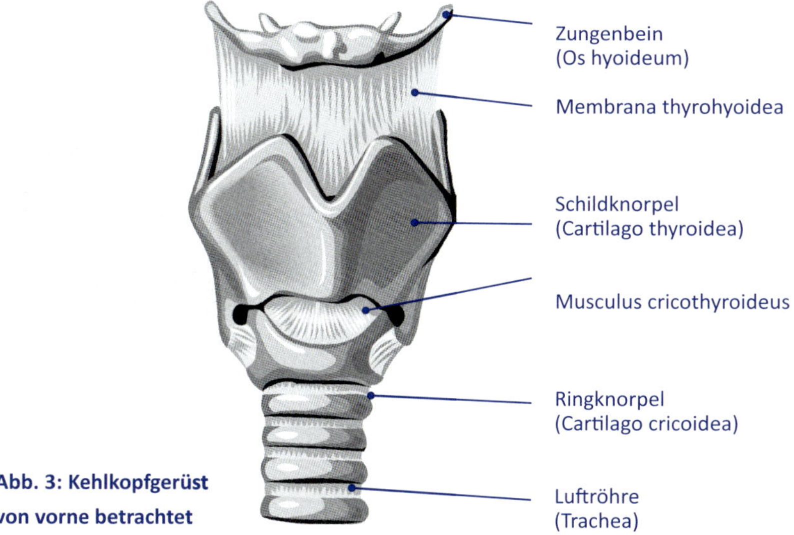

Abb. 3: Kehlkopfgerüst von vorne betrachtet

Der Stimmklang wird durch das sogenannte Ansatzrohr (auch Vokaltrakt genannt) verändert. Dazu zählen alle Strukturen oberhalb der Stimmlippen bis hin zur Mund- und Nasenöffnung (z. B. Rachen-, Mund- und Nasenraum). Durch die individuelle Anatomie des Ansatzrohrs, die sich in Länge, Größe und Breite des Vokaltraktes von Person zu Person unterscheidet, sowie dessen Benutzung entsteht der persönliche Stimmklang.

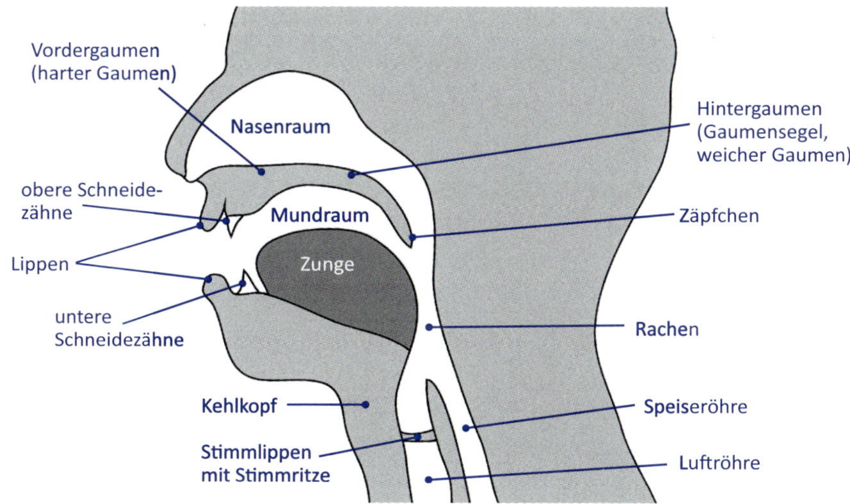

Abb. 4: Ansatzrohr

2.3 Geschlechtsspezifische Unterschiede der Stimme

Wie in Kapitel 2.1 beschrieben, kommt es aufgrund des Hormoneinflusses während der Pubertät zu Veränderungen der Anatomie und Physiologie des Stimmapparats. Dadurch treten geschlechtsspezifische Unterschiede auf, die die Stimmproduktion und den Stimmklang beeinflussen. In der Regel kann man bereits an der Stimme erkennen, ob der Sprecher männlich oder weiblich ist. Dabei spielt jedoch nicht nur die Stimmhöhe eine Rolle. Auch Faktoren wie Resonanz, Modulation und Prosodie (Sprechmelodie), Lautstärke und Stimmqualität sowie nonverbale Parameter, z. B. Bewegungen, Gestik und Nachahmung der Gesprächspartner, fließen in die Geschlechtszuordnung ein (vgl. Hancock & Garabedian, 2013, 55–56). Diese Faktoren hängen einerseits mit der geschlechtsspezifischen Ausprägung des Stimmapparats zusammen (Lautstärke, Stimmqualität, Resonanz) und andererseits mit erlernten Mustern, die man bereits während der Kindheit von Bezugspersonen übernimmt (Modulation und Prosodie, Bewegungen und Gestik).

2.3.1 Stimmlage und Stimmumfang

Die Tatsache, dass wir weibliche und männliche Stimmen voneinander unterscheiden können, hängt größtenteils von der Tonhöhe ab, mit der gesprochen wird. Männer sprechen etwa eine Oktave tiefer als Frauen. Das liegt an den längeren Stimmlippen, die mit mehr Masse schwingen als bei Frauen, am größeren Kehlkopf sowie der tieferen Position des Kehlkopfes im Hals. Außerdem ist der gesamte Vokaltrakt bei Frauen kürzer, wodurch der Stimmklang zusätzlich heller wird. Aufgrund des großen Tonhöhenunterschieds nennen MzF-Trans* häufig das Ziel, eine höhere und hellere Stimme erlangen zu wollen. Studien belegen, dass es ausreichend ist, wenn Transfrauen im genderneutralen Bereich sprechen, der im Rahmen der Töne d–f (ca. 146–175 Hz) liegt (vgl. Davies, Papp & Antoni, 2015, 122). Dieser Bereich befindet sich zwischen dem normalen Sprechumfang von Cisfrauen (f/g–c^1, 175/196–262 Hz) und Cismännern (F/G–c, 87/98–131 Hz) und lässt daher durch die Tonhöhe keine eindeutige Zuordnung des Sprechergeschlechts zu. **Folglich ist das erste Ziel für die Stimmangleichung von Transfrauen die Erhöhung der Sprechstimmlage in den genderneutralen Bereich auf mindestens 146 Hz**. Je nach persönlichen Voraussetzungen und Wunsch ist auch eine Anhebung der Stimmlage darüber hinaus möglich. Dabei bleibt der Stimmumfang in die Tiefe in der Regel erhalten.

Bei den FzM-Trans* kommt es durch die Einnahme des Testosterons zu einem dauerhaften Absinken der Sprechstimmlage. Die größten Veränderungen vollziehen sich während des ersten Jahres der Testosteroneinnahme. Zwar erfolgt kein Kehlkopfwachstum, wie bei Cis-Männern während der Pubertät, jedoch gibt es Hinweise darauf, dass die Stimmlippenmasse zunimmt, sodass eine Stimmlage im genderneutralen Bereich bis hin zum männlichen Normbereich erreicht wird (vgl. Cosyns et al., 2014, 1412–1413). Allerdings können infolge der Hormonbehandlung auch Probleme mit der Stimme auftreten: Es kann zur schnellen Stimmermüdung, Instabilität der Stimme, einer angespannten Stimmproduktion, Heiserkeit oder einer unzureichenden Absenkung der Stimmlage kommen, was wiederum dazu führt, dass die Stimme des Transmann nicht altersentsprechend klingt. Das alles kann bewirken, dass der Transmann seine Stimme nicht als passend empfindet oder Einschränkungen durch die Stimme im Alltag erfährt (Nygren et al., 2016, 766e30). An diesem Punkt ist es sinnvoll, sich Unterstützung durch eine Logopädin zu holen, um eine klangvolle, gesunde Stimme zu erarbeiten, die zur eigenen Persönlichkeit passt.

2.3.2 Stimmeinsätze

Immer, wenn man zu sprechen beginnt, kommt es zu einem Stimmeinsatz, der aufgrund der geplanten Stimmqualität (laut, leise, hoch oder tief) eingestellt wird. Dabei spielen die Spannungsverhältnisse im Ansatzrohr und der Luftdruck eine Rolle, wie der Stimmeinsatz klingt.

Man unterscheidet in der Regel zwischen drei physiologischen Stimmeinsätzen: fest, weich und behaucht.

- Fest: Der feste Stimmeinsatz kommt bei Vokalen vor. Er kommt deshalb zustande, weil die leicht geschlossenen Stimmlippen durch den Druck der Ausatemluft geöffnet werden. Es ist jedoch nur ein geringer Druck nötig, um den Stimmlippenverschluss zu lösen und ist daher nicht schädlich für die Stimmlippen. Daher ist direkt vor dem Vokal ein leichtes Knacken zu hören. Probieren Sie es aus und sprechen Sie laut: *Am Abend aß Adam einen Apfel.*
- Weich: Bei dem weichen Stimmeinsatz liegen die Stimmlippenränder aneinander und werden gleichzeitig mit dem beginnenden Atemstrom in Schwingung versetzt. Dies ist besonders gut bei den Lauten /m/ und /l/ zu hören. Probieren Sie es aus und sprechen Sie laut: *Meine Mutter macht morgens Müsli.*

- Behaucht: Ein behauchter Stimmeinsatz entsteht, wenn die Ausatmung begonnen hat und die Stimmlippen noch geöffnet sind, z. B. bei dem Laut /h/. Probieren Sie es aus und sprechen Sie laut: *Heute hat Hans Husten.*

Alle drei Stimmeinsätze kommen im normalen Stimmgebrauch vor und werden im Rahmen einer Stimmtherapie zunächst durch die Logopädin beurteilt. Als pathologisch wird es gewertet, wenn eine Person überwiegend nur eine Form des Stimmeinsatzes nutzt, da dadurch eine dauerhafte Schädigung der Stimmlippen auftreten kann, die zu einer Stimmstörung (Dysphonie) führt (vgl. Nawka & Wirth, 2008, 79–80). Folgende weitere Formen des Stimmeinsatzes werden allgemein als pathologisch, also als negativ für die Stimme, bewertet:

- Hart: Im Gegensatz zum festen Einsatz sind beim harten Stimmeinsatz die Stimmlippen stärker aneinandergepresst und auch der Atemdruck ist erhöht, sodass die Stimmlippen regelrecht „aufgesprengt“ werden. Dadurch kommt es zu einer verstärkten Belastung der Stimmlippenränder. Auf Dauer kann dies zu einer Stimmstörung oder sogar zu Veränderungen des Stimmlippengewebes führen (z. B. Stimmlippenknötchen).
- Gepresst: Zusätzlich zu den aneinandergepressten Stimmlippen wird der Kehlkopf angehoben und der Kehldeckel gesenkt. Mit dem erhöhten Atemdruck kommt es zu einer rauen, knarrenden und gequetschten Stimmqualität.
- Knarrend: Die Stimmlippen liegen dick und ohne Anspannung aneinander und nur ein sehr geringer Atemdruck bringt sie in Schwingung. Durch den geringen Anblasedruck kommt es zu einer unregelmäßigen Schwingung der Stimmlippen, wodurch ein knarrendes Geräusch ohne Stimme entsteht. Erst wenn der Luftdruck steigt, schwingen die Stimmlippen regelmäßiger, wodurch sich Stimmanteile unter das Knarren mischen. Diese Form des Knarrens ist nicht stimmschädigend. Allerdings kann ein ähnlicher Höreindruck entstehen, wenn mit zu viel Druck und zusätzlichem Einsatz der Taschenfalten Stimme produziert wird. Dieser verstärkte Druck kann wiederum bei häufigem Auftreten zu einer Dysphonie führen.

Die Art des Stimmeinsatzes beeinflusst die Qualität der anschließenden Stimmgebung. Durch einen festen Stimmeinsatz erreicht man eine Vollschwingung der Stimmlippen und somit einen vollen, prägnanten und lauten Klang. Im Gegensatz dazu führt ein behauchter Stimmeinsatz zur Aktivierung der Kopfstimme/des Falsetts, und ein weicher Stimmeinsatz fördert die Randschwingung der Stimmlippen, wodurch eine hellere, dünnere und höhere Stimme entsteht.

Somit kann die Art des Stimmeinsatzes die Stimmqualität stark beeinflussen und ihren Teil zur Stimmangleichung beitragen (vgl. Kruse, Houben & Lascheit, 2016a, 62–64).

Transfrauen sollten weiche und behauchte Stimmeinsätze üben, um einen helleren und weicheren Stimmklang zu erhalten.
Transmänner hingegen sollten physiologisch feste Stimmeinsätze trainieren, um so eine vollere, lautere Stimme zu erzeugen, ohne sie dabei zu belasten.

2.3.3 Stimmfunktionsbereiche

Lässt man die Stimme von der Tiefe bis in die Höhe langsam hochschleifen (Glissando), ist zu hören, dass sie sich dabei verändert. In der Tiefe klingt sie eher laut und voll, steigt man weiter in die Höhe, wird der Stimmklang dünner und leiser. Außerdem kommt in der hohen Lage ein Hauch dazu, der den Ton klangarm wirken lässt. Bei Menschen, die wenig Stimmerfahrung haben, sind zwischendurch Brüche oder kurze Stimmaussetzer zu hören, nach denen man die Stimmqualität als verändert wahrnehmen kann. Diese unterschiedlichen Stimmqualitäten beschreibt man als „Stimmfunktionsbereiche".

Bekannter als der Begriff Stimmfunktionsbereiche ist der Begriff Register, welcher in Anlehnung an die Registerfunktion einer Orgel zu verstehen ist. Allerdings gab es noch keine bildgebenden Verfahren, die verdeutlichen konnten, was bei der Stimmgebung und den verschiedenen Tonhöhen geschieht, als man sich zuerst mit diesem Phänomen beschäftigte. „Register" ist also eine rein akustische Bezeichnung für die unterschiedlichen Stimmklänge bei verschiedenen Tonhöhen. Inzwischen kann man durch Laryngoskopie, Stroboskopie und MRT sichtbar machen und erklären, was in den einzelnen Registern geschieht: Es kommt zu Veränderungen der **Funktionen** in Form von Modifizierungen der Stimmlippenmasse, Stimmlippenspannung und -länge sowie Stimmlippenschwingung. Daher wird mittlerweile der modernere Begriff **Stimmfunktionsbereiche** genutzt.

Man kann drei Stimmfunktionsbereiche unterscheiden:

- Vollstimmfunktion
- Randstimmfunktion
- Falsett

Die Stimmfunktionsbereiche ändern sich physiologisch bei aufsteigender bzw. absteigender Tonhöhe. Somit sind die Stimmfunktionen von der Stimmlippenspannung, dem Stimmlippenschluss und der Stimmlippenschwingung abhängig (vgl. Kruse, Houben, Lascheit, 2016a, 64–65).

Vollstimmfunktion

- auch Vollschwingung, Bruststimme, Brustregister, Modalregister genannt
- Funktion: Die Stimmlippen befinden sich bei der Vollstimmfunktion in Vollschwingung. Das bedeutet, dass sie in voller muskulärer Länge und Tiefe schwingen. Es kommt zu einem vollständigen Stimmlippenschluss (vgl. Haefliger, 2000, 192).
- Tonhöhe: setzt in tiefen und mittleren Lagen ein; bei Männern ausgeprägter als bei Frauen; beim Mann ab F/G–c (87/98–131 Hz), bei der Frau ab f/g–c' (175/196–262 Hz)
- Klang: voll, durchdringend, prägnant, klar, laut
- Stimmeinsatz: fest
- Muskelaktivität: Aktivspannung der Stimmlippen durch Kontraktion des M. vocalis = Dominanz des M. thyroarytenoideus (vgl. Nawka & Wirth, 2008, 95–96)

→ **Im Rahmen der Stimmarbeit mit Transmännern sollte die Stärkung der Vollstimmfunktion im Fokus stehen, um den männlichen Stimmeindruck zu fördern.**

Randstimmfunktion

- Funktion: Die Stimmlippen sind gespannt, daher schmal bis dünn; bei der Tonproduktion schwingt nur die Schleimhaut der Stimmlippenränder miteinander (Randkantenverschiebung).
- Tonhöhe: setzt in hohen Lagen ein; Wechsel von Vollstimmfunktion zur Randstimmfunktion bei Männern um g (196 Hz), bei Frauen um g' (392 Hz)
- Klang: dünn, weich, leiser als die Vollstimmfunktion
- Stimmeinsatz: weich
- Muskelaktivität: Die Aktivspannung vom M. vocalis lässt nach, während die passive Spannung durch den M. cricothyroideus zunimmt (vgl. Nawka & Wirth, 2008, 98)

Falsett

- auch Fistelstimme oder Kopfstimme genannt
- Funktion: Es gibt keinen vollständigen Stimmlippenschluss und die Stimmlippen sind noch stärker gespannt als bei der Randstimmfunktion, wodurch sie starr offenstehen. Der Atemstrom wird durch die unbeweglichen Stimmlippen verwirbelt und lässt nur die Ränder schwingen. Lässt die Stimmlippenspannung nach, wechselt die Falsettfunktion wieder in die Randstimmfunktion.
- Tonhöhe: setzt in sehr hohen Lagen ein; Wechsel von der Randstimmfunktion in die Falsettfunktion bei Männern um d'–f' (294–349 Hz), bei Frauen ab a'–b' (440–466 Hz)
- Klang: gehaucht, dünn, klangarm, nicht tragfähig, leise
- Stimmeinsatz: behaucht
- Muskelaktivität: Es kommt zur Passivspannung der Stimmlippen aufgrund der Kontraktion des M. cricothyroideus. Die Aktivität des M. vocalis liegt nur noch bei 50 %. Mit steigender Tonhöhe wird der Stimmlippenschluss immer geringer bis hin zur vollständigen Öffnung.
- Unterscheidung ungestütztes Falsett vs. gestütztes Falsett: Das ungestützte Falsett kommt bei nicht ausgebildeten Stimmen vor und verfügt nur über eine dünne Klangqualität, die keine Tragfähigkeit und Modifizierbarkeit zulässt. Der Übergang in die volle Stimme ist nicht möglich und man beobachtet einen erhöhten Atemverbrauch. Das gestützte Falsett ist bei ausgebildeten Stimmen zu finden und klingt dichter und klangreicher als das ungestützte Falsett. Außerdem ist es modifizierbarer und der Übergang in die Vollstimme ist möglich. Es tritt ein geringerer Atemverbrauch als im Brustregister auf (vgl. Nawka & Wirth, 2008, 96–97).

→ **In der Randstimmfunktion und im Falsett bekommt die männliche Stimme einen weiblichen Klangeindruck, daher sollten in der Stimmarbeit mit Transfrauen das gestützte Falsett und die Randstimmfunktion trainiert werden.**

2.3.4 Resonanz

Resonanz kann in einem Klangraum (Resonator) entstehen, der mitschwingen kann. Unser Vokaltrakt (Ansatzrohr), der sich von den Stimmlippen bis hin zu den Mundlippen erstreckt, ist ein solcher Klangraum. Wenn die Stimmlippen bei der Phonation schwingen, versetzen sie die Luft im Ansatzrohr in Schwingung. Durch die Form, Größe und Beschaffenheit unseres Vokaltraktes wird der Ton gefiltert, verstärkt und gedämpft. Die Form und Größe des Ansatzrohres kann durch das Einnehmen verschiedener Positionen von Lippen, Zunge, Rachen und Kehlkopf, z. B. bei der Artikulation, beeinflusst werden. Durch diese Veränderungen werden die Formanten geprägt. Das sind verstärkte Teiltöne des Grundtons, der am Kehlkopf entsteht (Kehlkopfklang/Primärklang). Die Formanten prägen den charakteristischen Stimmklang einer Person durch die individuelle Form und Größe des Ansatzrohres (vgl. Hammer, 2009, 17–18). Daher können wir Menschen in der Regel an ihrer Stimme erkennen.

Man unterscheidet vier Formanten (F):

F1: Ist gemeinsam mit F2 ein Vokalformant und ermöglicht die Erkennung und Unterscheidung von Vokalen. Bei jedem Vokal sind die Formanten F1 und F2 unterschiedlich stark ausgeprägt und liegen in anderer Position zueinander. Diese Veränderungen lassen z. B. die Differenzierung des Lautes /i/ in den Worten Kiel und Bitte zu. F1 wird vom Volumen des Oropharynx (Mundrachenraum) beeinflusst und sinkt ab bei der Vorwärtsbewegung des Zungengrundes, da dies zu einer Erweiterung des Oropharynx führt.

F2: Ist gemeinsam mit F1 ein Vokalformant. Er ist abhängig von der Größe des vorderen Resonanzraumes zwischen den Lippen und dem Zungenrücken.

F3: Beeinflusst gemeinsam mit F4 die Klangfarbe der Stimme, sodass man durch das individuelle Timbre eine Stimme wiedererkennen kann. F3 wird durch das Zusammenspiel des vorderen und hinteren Resonanzraumes geprägt.

F4: Beeinflusst gemeinsam mit F3 die Klangfarbe der Stimme. Abhängig vom supraglottischen Raum (Raum oberhalb des Kehlkopfeingangs bis hin zu den Taschenfalten) und der Größe der Kehlkopfventrikel (Ausbuchtung zwischen den Taschenfalten und den Stimmlippen) (vgl. Nawka & Wirth, 2008, 67).

Durch die Tatsache, dass der Vokaltrakt bei Männern ca. 10–20 % größer ist als bei Frauen und daher auch der Kehlkopf in einer tieferen Position liegt, ergeben sich auch andere Artikulationsmuster. Diese Faktoren bewirken im Zusammenspiel, dass Frauen- und Kinderstimmen über höhere Formanten verfügen und die Stimmen daher unabhängig von der Tonhöhe heller klingen. Im Gegenzug bedeutet das, dass man die Länge, Größe und Form des Ansatzrohres durch bestimmte Artikulationsbewegungen und die Veränderung der Kehlkopfposition beeinflussen kann, sodass dadurch – je nach Wunsch – ein hellerer oder dumpferer Stimmeindruck entsteht.

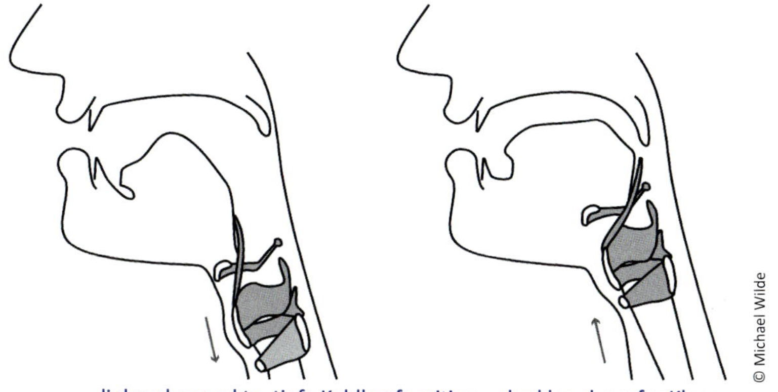

links: abgesenkte, tiefe Kehlkopfposition = dunkler, dumpfer Klang
rechts: hochgezogene Kehlkopfposition = heller, hoher Klang

Abb. 5: Kehlkopfpositionen

Studien belegen, dass es für ein überzeugendes Passing nicht ausreichend ist, die Stimmhöhe abzuwandeln. Zusätzlich zur Veränderung der Stimmhöhe bedarf es der Kopfresonanz für Frauenstimmen und der Brustresonanz bei Männerstimmen, um einen geschlechtsentsprechenden Stimmklang zu erzielen (vgl. Davies, Papp & Antoni, 2015, 123). Der Einfluss der Resonanz und der Formanten auf den Stimmeindruck lässt sich schnell erkennen, wenn ein Mann in der gleichen Tonlage wie eine Frau spricht, aber sofort hörbar ist, dass die sprechende Person dennoch ein Mann ist.

Die unterschiedliche Klangqualität von Männer- und Frauenstimmen wird häufig unter dem Begriff der Stimmresonanz beschrieben. Sie wird im Wesentlichen in Brust- und Kopfresonanz unterschieden. Bei der Phonation wird die Ausatemluft in Schwingung versetzt. Diese bringt auch die umliegenden Strukturen wie Knochen und Muskeln zum Schwingen, was wir als Vibration spüren können. Über die Ausprägung der Resonanz entscheiden Länge und Weite des Ansatzrohres, die Tonhöhe und daher die Art der Stimmlippenschwingung. Da Frauenstimmen vor allem von der Randstimmfunktion geprägt sind, kommt es zur Kopfresonanz, bei der die Vibration im Bereich des Kopfes zu spüren ist. Männer sprechen in der Regel in der Vollstimmfunktion, bei der die Stimmlippen auf ganzer Länge und mit voller Masse schwingen, wodurch die Brustresonanz entsteht. Dabei breitet sich die Vibration vor allem im Brustkorb bis hin zum Bauch- und Beckenraum aus. **Daher sollte bei der Stimmanpassung für Transfrauen auf die Reduzierung der Brustresonanz und die Verstärkung der Kopfresonanz hingearbeitet werden, wobei mit Transmännern das Gegenteil erarbeitet wird.**

2.3.5 Artikulation

In Anbetracht der Tatsache, dass die Art und Weise, wie man artikuliert, Einfluss auf die Formung des Ansatzrohres hat, ist die Arbeit an der Artikulation ein weiterer wichtiger Therapiebaustein für trans* Menschen. Sie bietet die Möglichkeit, den Stimmklang abzudunkeln oder heller werden zu lassen. Darüber hinaus wurde in vielen Studien untersucht, in welcher Hinsicht sich die Artikulation bei Männern und Frauen unterscheidet. Dabei wurden folgende entscheidende Ergebnisse herausgefunden:

- Frauen sprechen die Vokale länger als Männer
- Frauen artikulieren präziser als Männer
- Frauen spreizen und runden die Lippen stärker beim Sprechen als Männer

Durch diese Faktoren nutzen Frauen die vordere Artikulationszone stärker aus als Männer und erzielen einen helleren Stimmklang. Eine angemessen lockere Kieferöffnung kann zusätzlich zu einer weiblichen Klangveränderung führen (vgl. Simpson, 2009; Kruse, Houben & Lascheit, 2016a, 57). Die Artikulation und die Stimme können durch die gesprochene Sprache und Dialekte beeinflusst werden, was im Rahmen der Arbeit an der Stimme berücksichtigt werden sollte. Je nach Dialekt oder Muttersprache wird der Stimmklang heller und dunkler gefärbt. Die Zunge und der Kehlkopf sind miteinander durch das Zungenbein verbunden. Daher folgt der Kehlkopf der Bewegung des Zungengrundes, was auch die Stimmlippenspannung beeinflusst. Somit ist die Arbeit an der Artikulation eine Arbeit an der Stimme und prägt den Stimmklang.

2.3.6 Sprachspezifische Geschlechtsunterschiede

Zusätzlich zur Arbeit an der Stimme und der Artikulation kann der Fokus auch auf alle Bereiche des Sprachgebrauchs gelegt werden. Dabei wird zwar häufig auf charakteristische Eigenschaften und Klischees von Männern und Frauen zurückgegriffen, allerdings können genau diese entscheidend zum Passing beitragen. Daher kann es lohnend sein, diese Aspekte für die trans* Person erfahrbar zu machen.

Prosodie

Unter Prosodie versteht man die Nutzung verschiedener stimmlicher Ausdrucksmittel, um etwas besonders hervorzuheben. Durch den differenzierten Einsatz von Melodik/Intonation, Dynamik, Rhythmus und Dauer sowie Stimmklang kann man einer Aussage eine bestimmte Bedeutung verleihen. Wie folgendes Beispiel zeigt, kann Prosodie einen Sachverhalt, grammatisch-syntaktische Informationen oder eine Emotion besonders betonen (vgl. Schindler, Schindler & Wendler, 2015, 232):

Ich möchte diesen Kuchen essen.
Ich **möchte** diesen Kuchen essen.
Ich möchte **diesen** Kuchen essen.
Ich möchte diesen **Kuchen** essen.
Ich möchte diesen Kuchen **essen**.

Besonders der Gebrauch von Intonation/Melodik, also der Sprechmelodie, wurde vielfältig erforscht in Bezug auf die geschlechtsspezifische Nutzung. **Frauen sprechen deutlich melodiöser als Männer und nutzen mehr Intonation in die Höhe.** Dahingegen werden **Männer, die besonders monoton sprechen, auch als männlicher beurteilt**. Männer nutzen zur Betonung eher die Variation der Dynamik, also der Lautstärke, wohingegen Frauen über Tonhöhenunterschiede betonen (vgl. Gunzburger, 1995, 340). Generell sprechen Männer lauter als Frauen, die zusätzlich zur leiseren Stimme auch einen behauchten Stimmklang aufweisen. Allerdings spielt die Behauchtheit für ein erfolgreiches Stimmpassing von Transfrauen keine Rolle, wohingegen das Reduzieren der Lautstärke sehr wohl dazu beitragen kann (vgl. Davies, Papp & Antoni, 2015, 124).

Wortschatz und Wortwahl

Der Wortschatz und die Art und Weise, wie Wörter eingesetzt werden, sind ebenfalls geschlechtsspezifisch. Frauen nutzen eher eine emotionale Sprache, mit der sie häufiger Gefühle und persönliche Erfahrungen und Motivation beschreiben. Dafür nutzen sie beispielsweise differenzierte Adjektive, Verniedlichungsformen (*„Bettchen“*, *„Täschchen“*) und intensivierende Adverbien (*„wirklich“*, *„ehrlich“*). Durch diese sprachlichen Mittel sollen dem Gesprächspartner vermutlich Akzeptanz und Verständnis verdeutlicht werden. Außerdem verwenden Frauen mehr Beschönigungen, z. B. *„Er ist von uns gegangen.“* anstatt *„Er ist gestorben.“* und schwächen die Aussagekraft leicht ab durch Vagheitsformulierungen wie *„vielleicht“*, *„ziemlich“*, *„irgendwie“*. Im Gegensatz dazu ist die männliche Sprache eher eine informative Sprache, die dominant wirken kann, da Männer häufiger etwas direkt einfordern, anstatt um etwas zu bitten, wie Frauen es in der Regel tun. Außerdem nutzen Männer stärker umgangssprachliche Ausdrücke, Redewendungen und weisen einen größeren Wortschatz im Bereich Schimpfwörter auf. Entsprechend der jeweiligen Interessengebiete verfügen Männer und Frauen über unterschiedlich ausgeprägte Wortschatzfelder (vgl. Kruse, Houben, Lascheit, 2016a, 70–71).

Syntax

Auch im Satzbau lassen sich geschlechtsspezifische Unterschiede feststellen.
Männer nutzen häufiger Befehlsformen: *„Hol das bitte!“* im Gegensatz zur typisch weiblichen Frageform: *„Kannst du das bitte holen?“* Frauen hängen zusätzlich hinter ihre Sätze noch Fragepartikel oder Nachfragen, z. B.: *„... oder was meinst du?“*, *„... findest du nicht auch?“*, *„..., ne/gell?"*. Dadurch erhalten sie die Konversation einerseits aufrecht und zeigen andererseits Interesse an der Meinung des Gegenübers. Männer formulieren ihre Sätze als klare Behauptung oder Feststellung, während Frauen eher mit Formulierungen wie *„Ich finde ...“* oder *„Ich glaube ...“* beginnen. Dadurch schwächen sie ihre Aussagen ab.
Männer verwenden überwiegend einfache und kurze Sätze, die kaum miteinander verbunden werden, wohingegen Frauen mehr komplexe und längere Sätze bilden und diese durch *„und“* miteinander verbinden (vgl. Kruse, Houben, Lascheit, 2016a, 71–73).

2.3.7 Nonverbale Kommunikation

Über Aspekte wie Mimik, Gestik, Körperhaltung und -bewegung wird nicht nur ein männlicher oder weiblicher Gesamteindruck verstärkt, sondern auch die Stimmfunktion beeinflusst. Sitzt man breitbeinig und zusammengesackt auf dem Sofa, ist es schwieriger, eine zarte, hohe Stimme zu produzieren, als wenn man aufgerichtet und wenig raumgreifend sitzt. Denn die Stimmfunktion baut auf der Gesamtkörperspannung auf. Häufig ergeben sich im Laufe der Transition von selbst positive Veränderungen der nonverbalen Kommunikationsmittel. Manchmal kann es jedoch hilfreich sein, durch eine Videoaufnahme oder gezielte Gegenüberstellungen der Unterschiede die verschiedenen Wirkungen festzustellen und Anpassungen der Mimik, Gestik oder Körperbewegung anzustreben.

Nachfolgend sind die wichtigsten Unterschiede im Überblick dargestellt. (vgl. Hancock & Garabedian, 2013, 56):

Mimik

- Frauen lächeln mehr als Männer
- Frauen suchen und halten Blickkontakt

Gestik

- Frauen führen Gesten nah am Körper aus und setzen diese expressiver ein, jedoch in flüssigen Bewegungen
- Männer nutzen raumgreifende, weite, eher abgehackte Gesten
- Frauen bewegen ihre Hände und Finger häufiger und in rotierenden Bewegungen
- Männer gestikulieren auf horizontaler Ebene
- Frauen neigen zu Gesten, die vom Körper weg- und wieder hinführen
- Männer haben einen stärkeren Händedruck als Frauen

Körperhaltung und -bewegung

- Frauen neigen in Gesprächen häufig den Kopf oder imitieren die Kopfbewegungen ihrer Gesprächspartner und lehnen sich dabei vor
- Männer halten eine aufrechte Kopfposition und tendieren beim Zuhören eher zum Zurücklehnen
- Frauen nutzen geschmeidige, fließende Bewegungen des ganzen Körpers, wobei die Drehung des Oberkörpers ausgeprägter ist als bei Männern
- Männer wechseln hingegen die Oberkörperposition öfter
- Frauen haben eine kurze, schmale Gangart mit schwingender Hüftbewegung
- Männer machen große, weite Schritte, ansonsten zurückhaltende Körperbewegung

3 Therapiebeginn

Der Zeitpunkt, wann sich eine trans* Person zum ersten Mal bei einer Logopädin vorstellt, kann zu verschiedenen Phasen der Transition erfolgen. Es gibt trans* Menschen, die mit der Stimmtransition beginnen, wenn sie bereits über einen längeren Zeitraum 24 Stunden am Tag und in allen Situationen in ihrem Wunschgeschlecht leben. Manche haben bereits geschlechtsangleichende Operationen durchführen lassen oder planen sie in naher Zukunft. Andere stehen am Anfang ihrer Transition und leben erst seit kurzer Zeit in ihrer neuen Geschlechterrolle. Möglicherweise planen sie den Beginn der Hormonbehandlung oder haben sie vor Kurzem aufgenommen. Wohingegen andere möglicherweise noch nicht geoutet leben und die Logopädin eine der ersten Personen ist, die über die geplante Transition ins Vertrauen gezogen wird.

Der Zeitpunkt des Therapiebeginns kann die persönliche Zielsetzung der trans* Person und die Anforderungen an die Therapie beeinflussen. Daher gilt es, diese Einflussfaktoren im Erstkontakt zu erfragen und auch zu klären, mit welchem Namen die Person angesprochen werden möchte. Einige haben bereits die Namensänderung nach dem TSG erreicht und wünschen sich, dementsprechend angesprochen zu werden. Andere haben noch keinen neuen Vornamen gewählt, sodass sie eine Ansprache mit Namen vorerst vermeiden oder bei ihrem Geburtsnamen genannt werden möchten. Lebt eine trans* Person schon länger im Wunschgeschlecht, hat aber noch keine geltende Namensänderung, nutzt sie möglicherweise sowohl den männlichen als auch den weiblichen Vornamen. Dies kann für Arztberichte oder Rechnungen eine Rolle spielen, sodass man in Erwägung ziehen sollte, den Wunsch der trans* Person zu berücksichtigen und zunächst den Wunschnamen zu schreiben, um in Klammern den alten Namen zu nennen, z. B. Lara (gesetzlich: Lars) Müller. Außerdem sollte geklärt werden, ob es Situationen gibt, in denen die trans* Person nicht mit ihrem neuen Namen angesprochen werden möchte (z. B. im Wartezimmer oder bei einem Anruf), sodass es nicht zu einem versehentlichen Outing kommt. Es ist möglich, dass die trans* Person in der Praxis äußerlich noch ihrem biologischen Geschlecht entsprechend gekleidet auftritt, jedoch bereits mit ihrem Wunschnamen angesprochen werden möchte. Dies kann für die Logopädin verwirrend sein und zunächst eine Herausforderung darstellen, allerdings sollte sie sich dringend darum bemühen, dem Wunsch der Person zu entsprechen.

Grundsätzlich gilt es, als Stimmtherapeutin Trans*-Kompetenz zu zeigen. Das bedeutet, respektvoll mit trans* Menschen umzugehen und über wissenschaftlich fundierte Kompetenzen im Bereich Trans* und Stimmtransition zu verfügen und sie im eigenen Handeln umzusetzen (vgl. Davies & Goldberg, 2006, 1). Es ist wichtig, der trans* Person und ihren Wünschen offen gegenüberzustehen, sodass eine Beziehung entstehen kann, die auf gegenseitigem Respekt und Vertrauen basiert. Manche trans* Personen haben möglicherweise negative Erfahrungen mit medizinischem Personal gemacht oder bisher wenig Empathie von dessen Seite erfahren. Daher sollte die Stimmtherapeutin bereits beim ersten Termin Sicherheit, Verständnis und Respekt als Basis für einen positiven therapeutischen Prozess vermitteln.

Um eine Stimmtherapie bei einer Logopädin zu beginnen, benötigt die trans* Person i. d. R. eine Verordnung von einem Arzt. Es ist daher sinnvoll, sich bei einem Hals-Nasen-Ohren-Arzt oder einem Phoniater vorzustellen und offen über den Wunsch einer stimmangleichenden Therapie zu sprechen. Möglicherweise kann die Logopädin vorab einige Ärzte empfehlen, die bereits Erfahrungen im Umgang mit trans* Menschen haben. Der Arzt sollte zunächst durch eine endoskopische Untersuchung die Stimmlippen überprüfen, sodass er und die Logopädin einschätzen können, ob möglicherweise organische oder funktionelle Einflussfaktoren vorliegen, die eine Stimmtransition erschweren oder im Vorfeld behandelt werden müssen. Liegen vonseiten des Arztes keine Bedenken bezüglich einer angleichenden Stimmtherapie vor, sollte er eine Heilmittelverordnung mit dem Indikationsschlüssel „ST2 Funktionell bedingte Erkrankungen der Stimme mit eingeschränkter stimmlicher Belastbarkeit“ ausstellen. Diese Bezeichnung ist notwendig, weil bisher kein eigener Indikationsschlüssel für die stimmangleichende Therapie vorhanden ist.

In der Regel bietet die Logopädin der trans* Person ein bis zwei Termine pro Woche an, um an der Stimme zu arbeiten. Die Verbindlichkeit, die vereinbarten Termine vonseiten der trans* Person wahrzunehmen, ist genauso entscheidend für den Therapieerfolg wie das tägliche Durchführen der Stimmübungen, die die Stimmtherapeutin der Person aufträgt. Dies trifft im Besonderen auf Transfrauen zu. Halten Sie sich vor Augen, dass Sie mit der Stimme etwas erarbeiten wollen, was außerhalb des gewöhnlichen Stimmgebrauches liegt. Sie erwarten Hochleistung und darauf muss die Stimme vorbereitet und trainiert werden. Weil die Stimme den Anforderungen noch nicht gewachsen ist, sind die Übungen zu Beginn schwierig und die Stimme hört sich oft künstlich an. Wenn man jedoch ein bis zwei Mal täglich für fünf bis 15 Minuten trainiert, bemerkt man schneller Verbesserungen. Stellen Sie sich vor, Sie möchten einen durchtrainierten „Waschbrettbauch". Diesen erreichen Sie auch nicht, wenn Sie nur ein Mal in der Woche hundert Sit-ups machen, sondern nur durch tägliches, hochfrequentes, aber kurzzeitiges Training. In diesem Sinne machen Sie bei einer Stimmtransition Hochleistungssport für die Stimme.

3.1 Anamnese

Im Rahmen der Anamnese gilt es, neben den stets erforderlichen Informationen wie Name und Geburtsdatum, den Stand der Transition abzuklären sowie medizinische und personenbezogene Einflussfaktoren und auch Umweltfaktoren zu erfragen. Außerdem sollte die Zielsetzung für die Therapie besprochen werden. Dabei ist zu fragen, über welches Wissen im Bereich Stimme die trans* Person bereits verfügt (vgl. Kruse, Lascheit & Houben, 2016b; Davies, Papp & Antoni, 2015; Davies & Goldberg, 2006).

3.1.1 Stand der Transition

Wie bereits beschrieben, hat der Stand der Transition sowohl Einfluss auf die Zielsetzung der Therapie als auch auf den Therapieverlauf und die Ansprache der trans* Person, daher sollten folgende Informationen erfragt werden:

- Gibt es bereits eine rechtskräftige oder beantragte Personenstands- und Namensänderung?
- Falls dies nicht der Fall ist: Gibt es bereits einen Wunschnamen?
- Mit welchem Namen möchte die trans* Person angesprochen werden?
- In welchen Situationen tritt die Person bereits in ihrer gewünschten Geschlechterrolle auf (unter Freunden, in der Familie, im Beruf, in der Freizeit)?
- In welchen Situationen plant die Person in Zukunft, in ihrer angestrebten Geschlechterrolle zu leben (unter Freunden, in der Familie, im Beruf, in der Freizeit)?
- Wann hat die Person das erste Mal bewusst wahrgenommen, dass sie nicht ihrem biologischen Geschlecht entsprechend leben möchte?
- Wird die Person bereits durch einen Psychiater/Psychotherapeuten bei der Transition begleitet?
- Wie schätzt die Person aktuell ihr Passing ein (direktes Gespräch vs. am Telefon)?

3.1.2 Medizinische Informationen

Nun gilt es, die medizinischen Informationen zu erhalten, die einen Einfluss auf die Stimmtransition haben können. Sie sind einerseits entscheidend für die Therapieplanung, da es aufgrund geplanter Operationen zu mehrwöchigen Unterbrechungen kommen kann. Andererseits kann ein Therapieerfolg so leichter eingeschätzt und die Durchführung der einzelnen Übungen besser angepasst werden.

- Liegen chronische oder akute Erkrankungen, Allergien oder Hörstörungen vor?
- Hat die trans* Person Stimmprobleme (aktuell oder in der Vergangenheit)?
- Welche Medikamente nimmt die Person ein und seit wann?
- Zu erfragen sind: Nikotin-, Alkohol-, Koffein- und Drogenkonsum
- Wurden geschlechtsangleichende Operationen durchgeführt oder sind diese geplant? Wenn ja, wann?
- Wurden kosmetische Operationen durchgeführt oder sind diese geplant? Wenn ja, welche und wann?

3.1.3 Personenbezogene Informationen, Umweltfaktoren und Aktivitäten

Um einzuschätzen, welche Bedeutung die Stimmtransition für den Alltag der trans* Person hat, ist es sinnvoll, Informationen über die berufliche und familiäre Situation sowie die Freizeitgestaltung zu erhalten. In diesen Bereichen können sowohl förderliche und unterstützende Systeme für die (Stimm-)Transition vorhanden sein als auch negative, hinderliche Faktoren eine Rolle spielen. Diese nehmen direkt oder indirekt Einfluss auf den Therapieerfolg und können im Laufe der Therapie einbezogen werden, um die Stimmtransition positiv zu verstärken.

- In welchem Beruf arbeitet die Person derzeit?
- Welche Aufgaben hat sie dort zu erfüllen?
- Wie hoch ist der Sprechanteil?
- Falls die Transition beim Arbeitgeber bereits bekannt ist, wie gehen Arbeitgeber und Kollegen damit um?
- Wie ist der Familienstand (ledig, verheiratet, geschieden, in einer Partnerschaft lebend)?
- Hat die Person Kinder? Wenn ja, in welchem Alter und wie ist die Beziehung zu ihnen?
- Wie ist die Wohnsituation (mit Familie lebend, allein lebend, mit Lebenspartner/Mitbewohner lebend)?
- Wie ist der Kontakt zur Familie?

- Welche Personen im privaten Umfeld wissen von der Transition?
- Gibt es Unterstützung vonseiten der Familie, Freunde oder Partner?
- Besucht die trans* Person eine Selbsthilfegruppe?

Außerdem soll die Person auf einer Skala von 1–10 (1 = sehr männlich, 10 = sehr weiblich) bewerten, wie sie ihr derzeitiges Verhalten, äußeres Erscheinungsbild, ihre Stimme und ihre Sprache einschätzt. Dies ermöglicht es der Logopädin, ein deutlicheres Bild über die trans* Person und deren Selbstwahrnehmung zu erhalten.

3.1.4 Erfahrungen mit der Stimme

In welchem Maße die trans* Person ihre Stimme in Beruf oder Freizeit einsetzt und über welche (musikalischen) Vorerfahrungen sie verfügt, kann vor allem den Therapiebeginn beeinflussen. Möglicherweise singt die Person in der Freizeit viel oder kann ein Instrument spielen. Diese Faktoren können es erleichtern, die Stimme auszuprobieren und vorgegebene Töne nachzusingen. Außerdem ist abzuklären, ob die Person bereits logopädische Stimmtherapie hatte und ob es Symptome gibt, die auf eine Stimmstörung hindeuten könnten, die behandelt werden muss, bevor mit der Stimmtransition begonnen werden kann.

- War die Person bereits in logopädischer Stimmbehandlung? Wenn ja, aus welchem Grund und in welchem Zeitraum?
- In welchem Maße benötigt die Person beruflich und in der Freizeit ihre Stimme?
- Singt die Person privat? Spielt sie ein Instrument?
- Reagieren Menschen überrascht, wenn sie zum ersten Mal die Stimme der Person hören?
- Wo wurde bisher nach Informationen über die Stimmtransition gesucht (Internet, Bücher etc.)? Was fand die Person davon hilfreich?
- Hat die Person bereits durch eigenständiges Training versucht, die Stimme zu verändern?
- Leidet die Person aktuell unter stimmlichen Beschwerden wie Heiserkeit, Räusperzwang, Stimmermüdung, brüchigem oder ausbleibendem Stimmklang, Globusgefühl oder verschleimter Kehle?

Unterstützend zu diesen Fragen sollte die Transsexual Voice Questionnaire für Transfrauen eingesetzt werden (vgl. Dacakis & Davies, 2012). Sie erfragt Erfahrungen und Probleme mit der Stimme in alltäglichen Situationen, sodass die Therapeutin einen sehr genauen Einblick erhält, in welchen Situationen die

Stimme zu negativen oder positiven Erlebnissen führt. Dieser Fragebogen sollte im Laufe der Therapie und am Therapieende erneut durchgeführt werden, um zu überprüfen, in welchen Bereichen Verbesserungen zu beobachten sind. Leider ist dieser Fragebogen noch nicht für Transmänner entwickelt. Die Fragen können jedoch als Orientierung dienen, um die verschiedenen Bereiche auch mit Transmännern zu erfassen. Der Fragebogen steht unter folgender Webadresse kostenlos zum Download bereit: http://www.shelaghdavies.com/questionnaire/questionnaire.html

3.1.5 Zielsetzung

Um die Zielsetzung für die Therapie zu bestimmen, sind neben der professionellen Einschätzung der Logopädin die Vorstellungen und Wünsche der trans* Person ausschlaggebend. Zunächst sollte die Person einschätzen, wie zufrieden sie mit ihrer derzeitigen Stimme ist und wie männlich oder weiblich sie diese wahrnimmt. Außerdem soll die Person möglichst genau beschreiben, wie ihre Zielstimme klingen soll. Möglicherweise hat sie ein bestimmtes Stimmvorbild von Schauspielern, Moderatoren oder Synchronsprechern. Dies kann häufig sehr hilfreich sein, weil die Logopädin einen Eindruck davon erhält, welche Art von Stimme die Person mag und ob sie unter dem Aspekt ausgewählt wurde, dem eigenen Charakter und der Statur der eigenen Person zu entsprechen. Es kommt auch vor, dass der trans* Mensch sich eine Stimme aussucht, die besonders weiblich/männlich ist, aber vermutlich kaum zur eigenen Person passen würde. Im Rahmen des Therapieprozesses kann reflektiert werden, ob das Stimmvorbild nach wie vor als erstrebenswert gilt oder sich die Vorstellungen zur Zielstimme möglicherweise verändert haben. Letztendlich besteht das Ziel darin, eine Stimme zu erreichen, die zur jeweiligen Person passt und mit dem Gesamtbild im Einklang ist.

Darüber hinaus sollte man erfragen, ob die trans* Person bereits an der Zielstimme gearbeitet hat und diese der Therapeutin demonstrieren kann. Insgesamt soll die Person ihre Erwartungen und Wünsche an die Therapie mitteilen, sodass darauf eingegangen werden kann. Dazu kann die Logopädin nach drei konkreten Dingen fragen, die die Person an ihrer Stimme oder ihrem Sprechen verändern möchte, oder sich nach drei konkreten Situationen erkundigen, in denen die Person weiblicher/männlicher klingen möchte, um den Therapieablauf konkreter zu planen und um im Verlauf die bisherigen Fortschritte zu rekapitulieren.

3.2 Diagnostik

Im Rahmen der Diagnostik schätzt die Logopädin ein, über welche stimmlichen Möglichkeiten die trans* Person verfügt. Dafür sind die Bausteine Atmung, Körperhaltung und Tonus, Sprechstimmlage, Stimmumfang, Stimmfunktionsbereiche, Artikulation und Resonanz zu überprüfen (vgl. Kruse, Lascheit & Houben, 2016b; Davies, Papp & Antoni, 2015; Davies & Goldberg, 2006). Die Bereiche der sprachlichen Aspekte (Prosodie, Wortschatz, Wortwahl und Syntax) sowie der nonverbalen Aspekte werden nicht gezielt überprüft, sondern fließen in die generellen Beobachtungen mit ein. So kann die Therapeutin sich ein umfassendes Bild davon machen, in welchen Bereichen bereits gute Ressourcen vorhanden sind, die den Wunsch nach einem weiblichen bzw. männlichen Stimmklang fördern. Im Gegensatz dazu erfährt sie auch, welche Bausteine noch gefördert werden müssen. Das Gesamtbild trägt entscheidend zur Therapieplanung bei. Erfahrungsgemäß ist es sinnvoll, die Diagnostik in einer Audio- oder Videoaufnahme festzuhalten. Einerseits, um die Diagnoseergebnisse erneut zu überprüfen und andererseits, um ein Vergleichsmedium zu haben, anhand dessen Therapiefortschritte zu einem späteren Zeitpunkt verdeutlicht werden können.

Während der Durchführung der einzelnen Bereiche wird auch deutlich, wie die Person mit den ungewohnten stimmlichen Anforderungen zurechtkommt und wie sie darauf reagiert. Hat die Person Spaß am Ausprobieren oder ist es ihr unangenehm? Wie schätzt sie ihre Leistungen ein und stimmt dies mit dem Eindruck der Therapeutin überein? Kann die Person ihre Stimme schon hinsichtlich ihrer Wünsche verändern? Jedoch sollte man bedenken, dass die Menschen in der Regel aufgeregt oder unsicher sind, wenn die Diagnostik durchgeführt wird. Für viele sind die Übungen sehr anspruchsvoll und sie sind unsicher, ob sie den Anforderungen genügen oder ob sie die Übung korrekt durchführen. Dies kann die Ergebnisse in allen Bereichen beeinflussen.

3.2.1 Sprechstimmlage, Stimmumfang und Stimmfunktionsbereiche

Zunächst sollte anhand eines Lesetextes die mittlere Sprechstimmlage bestimmt werden. Anschließend soll die Transfrau versuchen, den Text mit höherer Sprechstimmlage erneut vorzulesen, der Transmann entsprechend in tieferer Lage. Dabei kann die Stimmtherapeutin bspw. mithilfe einer App, die die Tonhöhe misst, feststellen, ob die Person bereits im genderneutralen Bereich spricht und ob es ihr gelingt, die Stimmlage beim zweiten Lesen anzuheben bzw. abzusenken. Dieses Vorgehen wird in der Spontansprache wiederholt. Die

Person kann beispielsweise erzählen, wie sie von zu Hause oder der Arbeit zur logopädischen Praxis gekommen ist oder was sie morgens gefrühstückt hat. Anschließend soll die Person einschätzen, ob es ihr gelungen ist, die Stimmlage anzuheben oder abzusenken. Dies gibt der Stimmtherapeutin Aufschluss über die Selbstwahrnehmung der jeweiligen Person.

Während des Lesens und freien Erzählens kann die Therapeutin bereits eine Einschätzung darüber treffen, ob die Person überwiegend in der Vollschwingung, Randschwingung oder im Falsett spricht.

Anschließend ermittelt sie, in welcher Lage welche Stimmfunktion einsetzt und wie groß der Stimmumfang ist. Für Transfrauen und Transmänner mit Testosteroneinnahme spielt die Stimmtherapeutin auf dem Klavier ein c (131 Hz) vor, dass auf dem Vokal /a/ nachgesungen werden soll. Für Transmänner ohne Testosteroneinnahme sollte als Ausgangston c' (262 Hz) dienen. Nun wird zunächst Ton für Ton weiter abwärts vorgespielt und entsprechend nachgesungen, bis zum Ende des unteren Tonumfangs der Person. Anschließend wird wieder beim Ausgangston c/c' begonnen und die Töne aufwärts vorgegeben bis zum oberen Ende des Tonumfangs. Die Stimmtherapeutin schätzt dabei ein, wann sich der Stimmklang verändert und welcher Stimmfunktionsbereich auf welcher Tonhöhe einsetzt. Bei einem Glissando auf /ng/ aus hoher Tonlage bis zum unteren Ende des Tonumfangs kann der Wechsel der Stimmfunktionsbereiche zusätzlich überprüft werden. Darüber hinaus wird der Stimmfunktionswechsel durch einen „Bruch“ in der Stimme hörbar, dessen Tonhöhe die Therapeutin ebenfalls notieren sollte.

3.2.2 Resonanz

Im Bereich Resonanz gilt es zu prüfen, ob überwiegend mit Brustresonanz, Kopfresonanz oder gemischter Resonanz gesprochen wird. Außerdem sollte die Stimmtherapeutin einschätzen, ob eine tiefe, mittlere oder hohe Kehlkopfposition vorliegt, die die Resonanz beeinflusst. Beide Faktoren können im Rahmen des Textvorlesens und in der Spontansprache erhoben werden. Außerdem kann geprüft werden, ob die Resonanz durch Vorstellungshilfen verändert werden kann, z. B. indem die Person die Wochentage aufzählt und dabei wie ein süßes, kleines Mädchen spricht, oder wie eine gemeine Hexe auf *„hihihihi“* oder *„hähähähä“* lacht oder mit lautem, kräftigem *„ole, ole, ole, ole“* eine Fußballmannschaft anfeuert. Auch bei diesen Aufgaben sollte eine Selbsteinschätzung der Person erfolgen: Ist es ihr gelungen, den Stimmklang entsprechend zu verändern?

Abschließend sollten noch Glissandi auf /ng/ durchgeführt werden. Diese können zunächst in mittlerer Lage beginnen und dann abwärts gleiten und bei der erneuten Durchführung in sehr hoher Lage beginnend abwärts gleiten bis zum unteren Ende des Tonumfangs. Danach kann das Glissando ebenso umgekehrt durchgeführt werden. Dabei wird deutlich, ob sich die Resonanz je nach Tonhöhe verändert und angepasst wird.

3.2.3 Artikulation

Bereits im Rahmen des Lesetextes und der Spontansprache lässt sich die Artikulation überprüfen. Anhand dessen sollten folgende Fragen beantwortet werden:

- Liegt ein Dialekt vor? Wenn ja, welche Lautveränderungen, Lippen- und Zungenbewegungen treten dadurch auf? Wie werden Stimmsitz und Prosodie beeinflusst? Sind diese Veränderungen förderlich oder hinderlich für den gewünschten stimmlichen Eindruck?
- Liegen Artikulationsstörungen vor?
- Zeigt sich eine geringe Kieferöffnung?
- Ist die Bewegung der Lippen reduziert?

Zusätzlich soll die Person versuchen, ihre Sprechweise gezielt zu verändern, indem sie wie eine feine Dame bzw. wie ein feiner Herr spricht. Daraufhin soll sie sprechen, als sei sie sehr müde. Abschließend soll die Person einschätzen, ob ihr die Veränderung der Artikulation gelungen ist.

3.2.4 Atmung, Haltung und Tonus

Die Faktoren Atmung, Körperhaltung und Tonus sollten einerseits im Ruhezustand beobachtet werden, beispielsweise während die trans* Person sich einen Text still durchliest, und andererseits während der stimmlichen Anforderungen. Dabei sollte die Stimmtherapeutin einschätzen, ob die Veränderungen angemessen sind. Häufig ist zu beobachten, dass die Menschen bei ungewohnten stimmlichen Anforderungen mimische Mitbewegungen oder Verspannungen im Schulter- und Nackenbereich zeigen. Häufig wird der Kopf bei ansteigender oder absteigender Tonhöhe mitbewegt, auch das Vorstrecken des Kinns oder das Zurückziehen an den Hals sind des Öfteren während der Diagnostik zu beobachten. In diesem Fall sollte die Therapeutin die Person darauf hinweisen und sie ermutigen, es erneut zu versuchen, ohne Verspannungen aufzubauen. Zusätzlich sollte die Therapeutin folgende Fragen beantworten, die ebenso im Rahmen einer üblichen stimmtherapeutischen Diagnostik Beachtung finden:

- Welche Atemform liegt vor?
- Sind Atemgeräusche zu hören?
- Wie viele Silben werden pro Einatmung gesprochen?
- Liegt eine erhöhte oder verminderte Körperspannung vor?
- Kommt es zur Überstreckung oder Unterspannung bestimmter Körperregionen?
- Sind Verspannungen oder Fehlhaltungen zu erkennen?

3.2.5 Musikalität

Als letzter Baustein kann überprüft werden, wie gut die Person Tonhöhen differenzieren und Töne nachsingen kann. Dies sind die Voraussetzungen für eine leichtere Durchführung der Stimmtherapie. Sollte es in diesem Bereich zu große Unsicherheit geben, empfiehlt es sich, zunächst diese Aspekte zu trainieren, um den Therapieverlauf zu erleichtern.

Zur Überprüfung der Tonhöhendifferenzierung spielt die Therapeutin immer zwei Töne auf dem Klavier vor. Die trans* Person muss entscheiden, ob der zweite Ton höher oder tiefer als der erste Ton ist. Dabei sollten sich die zwei Töne zunächst in einem großen Intervall zueinander befinden, z. B. eine Oktave. Im weiteren Verlauf werden die Abstände immer geringer und in unterschiedlicher Tonhöhe angeboten. Die Person soll anschließend einschätzen, ob sie die Aufgabe erfolgreich bewältigt hat oder einige Fehleinschätzungen vorgekommen sind.

Danach kann noch getestet werden, ob die Person innerhalb ihres Stimmumfangs Töne sowohl vom Klavier als auch vom Stimmvorbild der Logopädin nachsingen kann. Falls es dabei zu Fehlern kommt, sollte die Person bewerten, ob sie zu hoch oder zu tief singt. So erhält die Therapeutin einen Eindruck über die Wahrnehmung der Person in diesem Bereich.

4 Möglichkeiten der Stimmangleichung für Transfrauen

Die Transition kann ein langjähriger Prozess sein, der über die Stationen Alltagstest, Hormonbehandlung und chirurgische Operationen zur Angleichung des Geschlechtes führen kann. Als letztes Merkmal, das auf das „alte" Geschlecht schließen lässt, verbleibt häufig die Stimme. Wie bereits erwähnt, ist die Bedeutung der Stimme für das erfolgreiche Passing von Transfrauen sehr groß. So wurde nachgewiesen, dass die Lebensqualität von Transfrauen zunimmt, wenn sie selbst und ihre Umwelt ihre Stimme als weiblich bewerten (vgl. Hancock, Krissinger & Owen, 2011, 557).
Da bei Transfrauen die angleichende Hormonbehandlung kaum Auswirkungen auf die Stimme hat, bleiben daher entweder chirurgische Maßnahmen zur Stimmerhöhung oder eine Stimmtherapie bei Logopädinnen zur Anpassung der Stimme. Diese Optionen werden im Folgenden beschrieben:

4.1 Einfluss der feminisierenden Hormonbehandlung auf die Stimme

Für Transfrauen hat die Hormoneinnahme zur Feminisierung weitestgehend keine Wirkung auf den Stimmapparat und auf die Stimme. Wenn man als erwachsene Transfrau mit der angleichenden Hormontherapie beginnt, wurde der Stimmapparat bereits durch den Einfluss des Testosterons während der biologisch männlichen Pubertät ausgeprägt. Dabei haben die knöchernen und knorpeligen Strukturen im Vokaltrakt bereits eine bestimmte Größe erreicht, die sich durch den Einfluss der Hormone nicht rückgängig machen lässt. Der Einfluss der Östrogene kann sich sogar geringfügig negativ auf die Stimme auswirken und zu leichter Heiserkeit oder einer brüchigen, eingeschränkt trag- und steigerungsfähigen Stimme führen (vgl. Rosanowski & Eysholdt, 1999, 557).

4.2 Chirurgische Maßnahmen zur Stimmangleichung für Transfrauen

Seit einigen Jahrzehnten werden operative Verfahren entwickelt, um die Anatomie des männlichen Kehlkopfes zu verändern, damit die Stimmlage erhöht wird. Möglich ist dies durch Steigerung der Stimmlippenspannung, Verkürzen der Stimmlippenlänge oder Verringerung der Stimmlippenmasse. Die zwei am häufigsten angewandten Techniken sind:

Thyroplastik

Bei der Thyroplastik, einer der gängigsten Operationsmethoden der externen Larynxgerüstchirurgie, soll eine Erhöhung der Stimmlippenspannung erreicht werden. Dies geschieht allerdings nicht durch die Operation der Stimmlippen selbst, sondern durch die Veränderung des Kehlkopfgerüstes. Dabei werden zunächst der Schildknorpel und der Ringknorpel freigelegt, um anschließend den M. cricothyroideus zu durchtrennen. Danach werden Schildknorpel und Ringknorpel im vorderen Teil angenähert und in dieser Position vernäht. Dadurch kommt es zur Spannungserhöhung der Stimmlippen und somit zum Anheben der Stimmgrundfrequenz. Es ist auch möglich zusätzliche Platten einzunähen, um das Einreißen des Knorpels zu verhindern (vgl. Neumann, Welzel & Berghaus, 2003, 31). Nach der Operation soll die Patientin fünf Tage Stimmruhe einhalten und im Anschluss eine Stimmtherapie beginnen, um die neue Sprechstimmlage zu festigen.

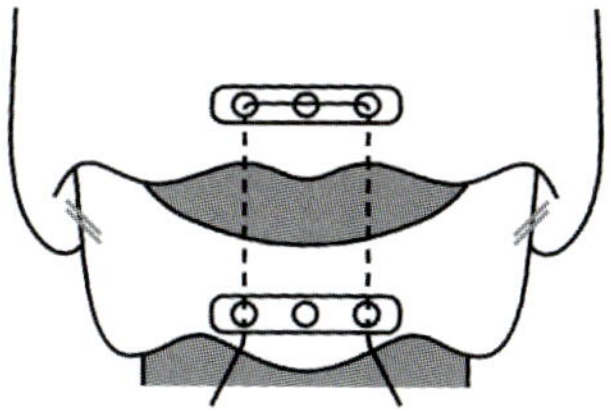

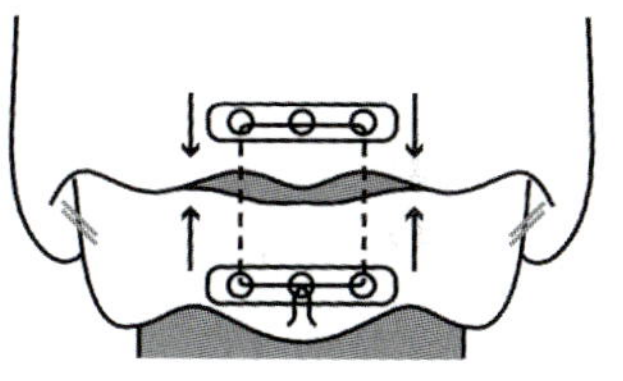

© Michael Wilde

Abb. 6: Thyroplastik

4

Ergebnis:

- In 74 % der Fälle kommt es zu einer Steigerung der Stimmlage von mindestens drei Halbtönen

Risiken:

- Wundheilungsstörungen, Infektionen, Atem-, Schluck- und Stimmstörungen
- Verwachsen der äußeren mit den inneren Strukturen
- Postoperative Stimmvertiefung → erneute Operation
- Eingeschränkte Tonhöhenregulation durch die Fixierung von Ring- und Schildknorpel (vgl. Gross, 2008, 202–203; Neumann, 2005; Heptner, 2004)

Glottoplastik

Bei einer Glottoplastik wird die Länge der Stimmlippen reduziert, um eine höhere Stimme zu erhalten. Bei diesem Verfahren werden im vorderen Drittel der Stimmlippen die medialen Anteile miteinander vernäht. Dabei wird im ersten Schritt die Schleimhaut in der gewünschten Länge von beiden Stimmlippen entfernt. Im zweiten Schritt werden die Stimmlippen zu einer sogenannten Synechie vernäht. Nach dem Eingriff muss die Patientin mindestens zehn Tage strikte Stimmruhe einhalten, damit verhindert wird, dass die Naht wieder aufreißt (vgl. Gross, 2008, 203–205). Danach kann mit einer logopädischen Stimmtherapie begonnen werden.

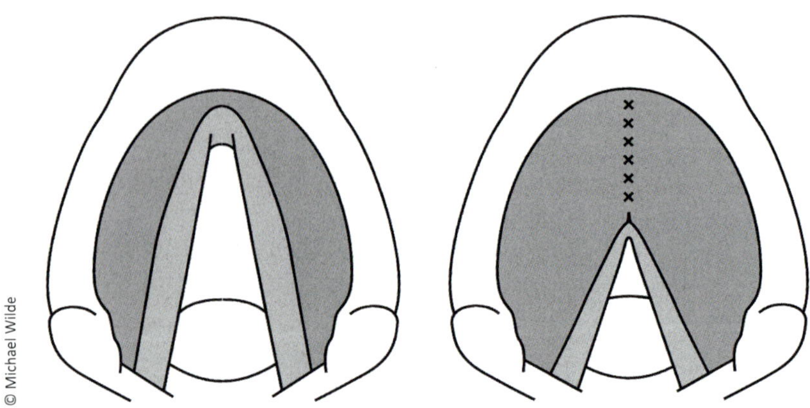

Abb. 7: Glottoplastik (li: vor der Operation, re: nach der Operation)

Ergebnisse:

- Stimmerhöhung bis zu neun Halbtönen möglich
- Reduzierung der Lautstärke

Risiken:

- Eingeschränkte Beweglichkeit der Aryknorpel
- Stimmlippenöffnung bei der Einatmung ist um etwa die Hälfte reduziert → mögliche Atemprobleme (vgl. Heptner, 2004)
- Aufreißen der Naht

4.3 Stimmtherapie für Transfrauen

Mithilfe einer logopädischen Stimmtherapie kann einer Transfrau geholfen werden, die Ausgangsstimme weiterzuentwickeln und dadurch eine weibliche, individuelle und zur Persönlichkeit passende Stimme zu erreichen. **Das Ziel ist das Angleichen der Ausgangsstimme hin zu einem femininen Stimmklang unter Einfluss der geschlechtsspezifischen Aspekte von Artikulation, Resonanz, Stimmeinsätzen, Mimik, Gestik und Körperhaltung sowie der Unterschiede im Sprachgebrauch.** Dies geschieht unter Berücksichtigung der anatomischen und physiologischen Möglichkeiten, sodass die Stimme ein erfolgreiches Passing unterstützt und somit zum Wohlbefinden und zur Integration der Transfrau in der Gesellschaft beiträgt.

Zu Beginn der Therapie sollten gemeinsam möglichst genaue Ziele abgesprochen werden. Die Logopädin kann in der Regel aufgrund ihrer professionellen Ausbildung schnell einschätzen, über welche stimmlichen Möglichkeiten die Transfrau verfügt und was realistische Ziele sind. Möglich ist aber auch, dass die Klientin noch gar keine konkreten Vorstellungen hat oder sich utopische Ziele steckt. Daher bleibt es im Verlauf der Stimmtherapie und mit wachsendem Wissen der Klientin über ihre Stimme wichtig, neue oder abgewandelte Ziele zu besprechen. Letztlich entscheidet sie selbst darüber, wie zufrieden sie mit der Stimme ist und wann sie eine für sich passende Stimme gefunden hat.

4

4.3.1 Therapieansätze zur Stimmangleichung

Es gibt inzwischen vor allem im englischsprachigen Raum viele Studien, die einzelne Therapietechniken überprüfen. Therapieansätze, die auf alle beschriebenen Einflussfaktoren des Stimmklangs eingehen, sind jedoch kaum veröffentlicht. In Deutschland wurde durch Kruse, Lascheit und Houben 2016 mit „LaKru® Stimmtransition" der erste Stimmtherapieansatz für Mann-zu-Frau-Trans* vorgelegt. Darüber hinaus gibt es im Ausland zwei Therapieansätze, die von Stimmtherapeutinnen und Phoniatern entworfen wurden (Gelfer, 1999; De Bruin et al., 2000). Transfrauen haben auch selbst Therapieprogramme entwickelt. Manchmal haben die Klientinnen, die sich zu einer Stimmtherapie bei einer Logopädin entscheiden, ihre Stimme bereits mit Videos oder Anleitungen von Transfrauen, die man im Internet finden kann, ausprobiert. Zwei kostenpflichtige Online-Programme, die von Transfrauen entwickelt wurden, werden nachfolgend vorgestellt. Allerdings kommt es durch das fehlende Fachwissen der Entwicklerinnen zu falschen Bezeichnungen und Erklärungen, die sich negativ auf den Stimmgebrauch auswirken können. Darüber hinaus ist die Transfrau beim Trainieren auf sich selbst gestellt und hat bei Problemen keine Hilfe oder wird nicht auf negatives Stimmverhalten hingewiesen. Dennoch ist deutlich zu erkennen, dass alle Ansätze ähnliche Ziele formulieren, sich ergänzen und teilweise ähnliche Vorgehensweisen aufzeigen.

Ansatz von Marylou Pausewang Gelfer (1999)

Gelfer legt den Schwerpunkt der Therapie auf die Erhöhung der Stimmlage mindestens in den genderneutralen Bereich oder darüber hinaus, wobei die Stimme einen klaren, hellen und behauchten Klang haben soll. Zur Überprüfung der Stimmhöhe und zur visuellen Hilfe wird ein Computerprogramm verwendet, das die Tonhöhe anzeigt, sodass die Klientin ihre Tonhöhe selbst überprüfen kann. Diese Hilfe wird gegen Ende der Therapie zunehmend reduziert.

Therapiebausteine:

- Anheben der Stimmhöhe mindestens in den genderneutralen Bereich
- Angewöhnen und Festigen der Zieltonhöhe zunächst auf Silbenebene, dann auf Wortebene
- Auf Wortebene zusätzliches Erarbeiten der Modulation, wobei die Wörter zunächst gesungen und dann gesprochen werden
- Innerhalb von Phrasen und ganzen aufeinanderfolgenden Sätzen die Zieltonhöhe halten und erarbeitete Modulation anwenden
- Transfer in den Alltag

Ansatz von De Bruin et al. (2000)

De Bruin et al. (2000, 223–224) arbeiten nicht direkt an der Stimmhöhe, sondern zielen auf einen leichteren und weiblicheren Stimmklang ab. Die auditive Wahrnehmung gilt bei den Autoren als einer der wichtigsten Bestandteile der Therapie, da das Verändern der Stimmhöhe nicht ausreichend zu einem weiblichen Höreindruck beiträgt. Daher müssen die Klientinnen für die weiteren Bausteine sensibilisiert werden, um diese verändern zu können.

Therapiebausteine:

- Erkennen der Unterschiede von männlichen und weiblichen Aspekten in den Bereichen Stimme, Sprache, Artikulation und Modulation

- Wahrnehmung der eigenen Stimme und Unterscheidung in männliche und weibliche Aspekte
- Verringern der Brustresonanz und Erarbeiten der Kopfresonanz
- Erarbeiten einer lebendigeren Intonation
- Anregen einer leichteren und feineren Artikulation mit stärkerer Lippenrundung
- Anpassen von Sprechlautstärke und Sprechgeschwindigkeit an die weibliche Geschlechtsrolle
- Feminisierung von Lachen und Husten

Ansatz von Melanie Anne Phillips „How to develop a female voice" und Ansatz von Andrea James „Finding your female voice"

Beide Autorinnen sind Transfrauen und bieten zum eigenständigen Trainieren einer weiblichen Stimme käufliche Videos oder Audioaufnahmen zusätzlich zu schriftlichen Ausführungen an. Phillips ordnet der Resonanz den entscheidenden Stellenwert zu, der die Stimme wirklich weiblich klingen lässt. James betont zunächst die korrekte Atemtechnik, um dann an der Stimmlage und Resonanz zu arbeiten. Im Zentrum steht bei ihr die Erarbeitung eines behauchten und auch klaren Stimmklanges.

Therapiebausteine Phillips (1995):
- Anheben der Stimmhöhe
- Verringern der Brustresonanz und Erarbeiten der Kopfresonanz
- Erarbeiten einer lebendigeren, weiblichen Intonation
- Anpassen der Sprechlautstärke
- Trainieren einer weichen und fließenden Aussprache
- Anpassen der sprachspezifischen Muster, besonders des Wortschatzes
- Erarbeiten einer feineren, deutlicheren Artikulation
- Anpassen des nonverbalen Kommunikationsverhaltens

Therapiebausteine James (2003):
- Wahrnehmung und Steuerung der Muskulatur des Vokaltraktes ohne Stimmbeteiligung
- Atemwahrnehmung und Atemtechnik
- Anheben der Stimmhöhe
- Erarbeiten eines behauchten und klaren Stimmklanges → Erreichen der Kopfresonanz

- Erarbeiten einer lebendigeren, weiblichen Intonation
- Transfer in den Alltag
- Üben besonderer Stimmanforderungen, wie Singen, Sprechen in lauter Umgebung, lautes Rufen etc.

Ansatz „LaKru® Stimmtransition“ von Kruse, Lascheit, Houben (2016a/b)

Der Ansatz beruht auf der Kenntnis bereits bestehender Ansätze sowie im Nutzen ergänzender Techniken. Die Verfasser gehen davon aus, dass die Muskeln des anatomisch männlichen Vokaltraktes in Hinblick auf die Funktion des weiblichen Vokaltraktes trainiert werden können, sodass ein weiblicher Klang entsteht.

Therapiebausteine:

- Förderung der Selbstwahrnehmung und des Gehörs bezüglich Tonhöhe, Tonqualität und Lautstärke
- Förderung der Selbst- und Fremdwahrnehmung für die Bereiche Stimme, Resonanz, Stimmeinsätze, Stimmfunktionsbereiche sowie sprachspezifischer und nonverbaler Kommunikationsunterschiede zwischen Männern und Frauen
- Anheben der Stimmhöhe mindestens in den genderneutralen Bereich
- Erarbeitung eines vorderen Stimmsitzes, z. B. durch feinere Artikulation
- Anpassen des Ansatzrohres durch Verkürzen und Verengen, was zur Kopfresonanz und Klangveränderung von dumpf nach hell führt:
  1. höhere Kehlkopfposition erarbeiten = Verkürzen des Ansatzrohres
  2. Verengen des aryepiglottischen Sphinkters = Verengen des Ansatzrohres
- Sensibilisierung für die Taschenfaltenaktivität, sodass diese nicht kompensatorisch einsetzt
- Anpassen der sprachspezifischen Muster
- Anpassen des nonverbalen Kommunikationsverhaltens
- Transfer in den Alltag
- Auf Wunsch Beratung oder Weitervermittlung in Hinblick auf Kleidung, Make-up etc.

4.3.2 Therapiebausteine für Transfrauen

Der Ablauf einer Stimmtherapie mit einer Transfrau ist sehr individuell und abhängig von den Voraussetzungen, die die Klientin mitbringt, und den Wünschen, die sie äußert. Auf dieser Grundlage formuliert die Stimmtherapeutin einen sinnvollen Ablauf und Ziele. Nun wird auf die möglichen Therapiebereiche eingegangen, sodass man einen Überblick über die Inhalte erhält. Dies kann eine Hilfe zur Gestaltung der Stimmtherapie sein. Die Reihenfolge hängt jedoch von den Voraussetzungen und Wünschen der Klientin ab, da es keine allgemeingültige Lösung für eine weibliche Stimme gibt. Es ist ratsam, an mehreren Bereichen gleichzeitig zu arbeiten, weil sich Erfolge aus einem Bereich in andere übertragen können. Grundsätzlich ist zu beachten, dass eine möglicherweise vorliegende Stimmstörung zuerst behandelt werden muss, um mit einer gesunden, leistungsstarken Stimme anschließend die Stimmtransition beginnen zu können.

4.3.2.1 Wahrnehmung

Die Arbeit an der Wahrnehmung sollte in jedem Fall zu Beginn der Stimmtherapie starten. Zunächst steht die Schulung der Wahrnehmung von Tonhöhe, Lautstärke und Stimmklang im Vordergrund. Sie bildet die Basis für die Qualität der weiteren Arbeit, da die Klientin für das korrekte Üben mit der Stimme in der Lage sein muss, vorgegebene Töne zu imitieren und Unterschiede bezüglich Lautstärke und Stimmklang wahrzunehmen und später auch selbst zu verändern. Die Wahrnehmung spielt daher während des gesamten Therapieprozesses in allen Bereichen eine Rolle.

Mögliche Übungsbereiche:

- Auditive Differenzierung von Lautstärke: lauter, leiser
- Auditive Differenzierung von Tonhöhen: höher, tiefer
- Auditive Differenzierung von Stimmklang: klar, rau, behaucht, fest, knarrend, weich, brüchig, hell, dumpf, heiser, belegt, kratzend etc.
- Auditive Differenzierung von Frauen- und Männerstimmen unter Berücksichtigung der Aspekte Lautstärke, Tonhöhe und Stimmklang

Die verschiedenen Übungsbereiche können mit Hörbeispielen trainiert werden. Die Stimmtherapeutin kann zusätzlich selbst als Beispiel dienen und verschiedene Lautstärken oder Tonhöhen vormachen, woraufhin die Klientin entscheiden soll, ob der Ton lauter oder leiser bzw. höher oder tiefer war. Auch mit Instrumenten lassen sich Unterschiede verdeutlichen. Gelingt die Unterscheidung der

Klientin bereits gut, kann dazu übergegangen werden, vorgegebene Töne nachzuahmen. Gestaltet sich dies sehr schwierig für sie, kann durch das Aufmalen einer Stimmkurve auf ein Blatt Papier optisch verdeutlicht werden, wie weit die Stimme angehoben oder abgesenkt werden soll. Auch Vorstellungshilfen wie *„Stellen Sie sich vor, Ihre Stimme ist ein Fahrstuhl und fährt nun in den ersten Stock hoch."* können hilfreich sein, um die Tonhöhe besser zu regulieren.

Das Differenzieren vom Stimmklang ist in der Regel deutlich schwieriger für Klientinnen zu benennen, erfordert das nötige Vokabular (s. o.) und etwas Übung. Auch hier kann die Stimmtherapeutin zunächst als Beispiel gelten oder Hörbeispiele vorspielen. Wenn möglich sollten die Hörbeispiele zu Beginn mit dem gleichen Text gesprochen werden, um den Vergleich zu erleichtern. Später kann dies abgewandelt werden und es können gemeinsam Ausschnitte aus Talkshows, Hörbüchern und (Zeichentrick-) Filmen analysiert werden. Dadurch werden auch stimmliche Unterschiede zwischen Männern und Frauen verdeutlicht.

4.3.2.2 Körperhaltung und Muskeltonus

Unsere Körperhaltung und unser Tonus, also die Muskelspannung, beeinflussen die Art und Weise, wie unsere Stimme klingt. Der Körper bildet eine Systemeinheit, in der jede Bewegung und Körperhaltung und der damit einhergehende Tonus Einfluss auf den Rest des Körpers nehmen, weil die einzelnen Glieder miteinander in Verbindung stehen. Daher ist es wichtig, eine ausgeglichene Grundspannung (auch Eutonus genannt) herzustellen. Anderenfalls kommt es zu einer muskulären Hyperfunktion, bei der die Überfunktion der Muskeln zu Verspannungen, Schmerzen und verminderter Beweglichkeit besonders im Schulter- und Nackenbereich führen kann. Häufig findet man als Ursache dafür eine Hypofunktion, also eine Unterfunktion vor allem im Bereich der Rücken- und Bauchmuskulatur, vor. Wird beispielsweise eine schwache Rücken- und Bauchmuskulatur kompensiert, um eine aufrechte Körperhaltung zu erreichen, erfordert das eine Hyperfunktion der ausgleichenden Muskulatur. Da sich dies häufig in Schulter- und Nackenverspannungen manifestiert, wird die Stimmproduktion negativ beeinflusst.

Den Zusammenhang zwischen der Körperhaltung und der Stimme kann man gut beobachten, wenn man entspannt auf dem Sofa liegt und sich mit einem Freund über den gerade gelaufenen Film im Fernsehen unterhält. Die Stimme klingt leiser und tiefer als gewöhnlich, bleibt eher hinten im Hals und die Artikulation ist nicht prägnant. Es fällt schwerer, im Liegen zu sprechen als im Sitzen oder Stehen. Das liegt daran, dass im Liegen nur sehr wenig Tonus vorhanden ist, es kostet uns deshalb mehr Kraft im Liegen ein gleiches Stimmergebnis zu erzielen wie im Sitzen oder Stehen. Die Grundspannung ist in diesen beiden Positionen aufgrund der Körperhaltung leicht erhöht und daher fällt es leichter, die Stimme zu produzieren (vgl. Hammer, 2009, 179–182). Folglich gilt es, in der jeweiligen Situation eine angemessene Körperspannung aufzubauen, um optimale Bedingungen für die Stimmproduktion zu stellen. Besonders bei der Arbeit mit Transfrauen ist es wichtig, die Körperhaltung und den Tonus während der Stimmübungen zu beachten. Zu Beginn der Stimmtherapie und mit dem ersten Ausprobieren einer höheren oder helleren Stimme kann man häufig beobachten, dass die Klientinnen die Schultern hochziehen oder den Kopf nach oben neigen und das Kinn nach vorne schieben. Wenn dies geschieht, sollte die Wahrnehmung der Klientin darauf gelenkt werden, damit sie sich diese negativen Hilfsmechanismen nicht dauerhaft aneignet.

Mögliche Übungsbereiche:

- Wahrnehmung des Körpertonus
- Reduzieren eines Hypertonus
- Förderung des gesamtkörperlichen Eutonus
- Wahrnehmen der Körperhaltung im Stehen, Gehen und Sitzen
- Erarbeiten einer physiologischen, eutonen Körperhaltung
- Wahrnehmung von Veränderungen des Tonus und der Körperhaltung während der Stimmübungen

Sollte bereits im Laufe der Anamnese und Diagnostik deutlich werden, dass die Klientin unter Verspannungen oder Bewegungseinschränkungen leidet oder ein Hyper- oder Hypotonus erkennbar ist, sollte die Wahrnehmung von Tonus und Haltung sowie die Eutonisierung dieser beiden Aspekte zu Beginn der Therapie eingebunden werden. Dies ist mit Übungen aus dem Autogenen Training, der Progressiven Muskelrelaxation oder mit Feldenkrais-Übungen möglich. Auch passives Bewegen, Massagen, Wärmebehandlungen, Vorstellungshilfen und gezielte Körperübungen tragen dazu bei, die Wahrnehmung und Eutonisierung zu verbessern. Die einzelnen Übungen können sowohl im Liegen als auch im Sitzen oder Stehen durchgeführt werden, um den Tonus der Körperhaltung entsprechend anzugleichen.

Hat die Transfrau keinen Übungsbedarf (mehr) in diesen Bereichen, sollte sich darauf konzentriert werden, dass Wahrnehmungsaufgaben während der Stimmgebung an sie gestellt werden. Beispielsweise soll sie überprüfen, wo sie Spannung im Körper wahrnimmt, wenn sie die Tonhöhe anhebt, und ob es möglich ist, diese Spannung zu lösen und trotzdem die Tonhöhe zu halten. Auch direkte Anweisungen sind möglich, z. B.: *„Versuchen Sie die Schultern entspannt zu lassen, während Sie die Tonlage anheben."* Zusätzlich empfiehlt es sich, mit Spiegeln zu arbeiten, um der Klientin die Möglichkeit zur Selbstüberprüfung zu geben.

4.3.2.3 Atmung

Die Atmung bildet die Grundlage für die Phonation und hängt eng mit der Körperhaltung und dem Tonus zusammen. Liegen wir entspannt auf dem Sofa, geht die Atmung tief in den Bauch. Stehen wir aufgeregt vor einer Gruppe, um einen Vortrag zu halten, bewegt sich hauptsächlich der Brustkorb auf und ab und die Atmung ist schnell und flach. Je nach Situation und entsprechender Körperspannung sowie Körperhaltung verändert sich folglich auch die Atmung.

Grundsätzlich ist es wichtig, beim Sprechen eine kostoabdominale Atmung einzuhalten. Bei der kostoabdominalen Atmung ist die Atembewegung vor allem in den Rippen (lat. costae) und im Bauch (lat. abdomen) zu spüren. Im Gegensatz dazu gilt es, die Klavikularatmung zu vermeiden, bei der sich die Schultern und das Schlüsselbein anheben. Diese Hochatmung fördert negatives Stimmverhalten und begünstigt Verspannungen im Schulter- und Nackenbereich. Häufig ist die Klavikularatmung bei Klientinnen zu beobachten, die wenig Erfahrungen mit ihrer Stimme haben oder wenn mit den ersten Stimmübungen begonnen wird. Das liegt meist daran, dass sie einerseits nervös sind und andererseits noch nicht einschätzen können, wie viel Atemdruck sie brauchen, um einen (hohen) Ton zu produzieren. Auf Dauer kann es die Stimme schädigen, wenn die Stimme mit einem zu hohen Atemdruck produziert wird, und es erschwert die Produktion eines höheren Tons in der Randstimmfunktion oder im Falsett. Daher ist es sehr wichtig, der Klientin Wege aufzuzeigen, wie sie eine entspannte, kostoabdominale Atmung erreicht.

Mögliche Übungsbereiche:

- Wahrnehmung der Atembewegungen in Brustkorb, Bauch, Schultern, Rücken, Rippen
- Wahrnehmung des Atemwegs über Mund/Nase, Rachenraum, Kehlkopf, Luftröhre, Lunge
- Wahrnehmung der Atmung in verschiedenen Körperpositionen und Situationen
- Einhalten einer kostoabdominalen Atmung vor der Phonation
- Wahrnehmung des Zusammenhangs zwischen Luftstrom/Atemdruck und Stimmeinsatz
- Dosieren des Luftstroms/Atemdrucks bei der Phonation

4.3.2.4 Stimmhygiene

Zu einer Stimmtherapie gehört die Beratung zur Stimmhygiene. Es gibt positive und negative Einflüsse auf die Stimme, die die Klientin selbst verändern kann, um die Stimme gesund zu halten oder bessere Voraussetzungen für die Stimmtransition zu schaffen. Als Stimmtherapeutin ist es wichtig, nach positiven und negativen Faktoren zu fragen und die Klientin darin zu beraten, was sie verändern sollte. Schädlich auswirken können sich falscher Stimmgebrauch, fehlerhafte Verhaltensweisen und negative Umweltfaktoren.

Leider kommen bei Transfrauen häufig alle Faktoren zusammen: Manche Klientinnen haben sich bereits einen ungünstigen Stimmgebrauch angewöhnt, um die Stimme unauffälliger, höher oder heller klingen zu lassen. Auch im Rahmen der Stimmtherapie soll eine höhere, hellere Stimme erreicht werden. Daher ist es wichtig, dass die Klientin lernt, mit welchen Übungen sie ihre Stimme aufwärmen und entspannen kann, um sie gesund zu halten. Dazu eignen sich Summen, stimmhaftes Lippenflattern oder Lax Vox® sehr gut. Diese Übungen führen durch den teilweisen Verschluss des Vokaltraktes zu einer Erweiterung und Verlängerung des Vokaltraktes. Es kommt zu einem Massageeffekt auf Kehlkopfebene, der die Durchblutung fördert und somit zur Regeneration der Stimme beiträgt und den Abtransport von Schleim herbeiführt (vgl. Balandat, 2017, 21–23). Zusätzlich wird die Klientin durch die Anleitung und Information durch die Stimmtherapeutin selbst zur Fachfrau ihrer Stimme, sodass sie beim häuslichen Üben bemerkt, wenn sie ihre Stimme ungünstig benutzt.

Unter negative Verhaltensweisen fallen Rauchen, Alkohol- und Koffeinabusus sowie Drogenkonsum, da sie die Schleimhäute stark belasten und zerstören.

Dadurch wird die Arbeit an der weiblichen Stimme erschwert, weil das Schwingungsverhalten der Stimmlippenschleimhaut verschlechtert wird. Auch bestimmte Medikamente, z. B. Antidepressiva und Hormone, wenig Schlaf und unzureichendes Trinken haben einen negativen Einfluss auf die Stimme. Wichtig ist, dass die Klientin mindestens 1 ½ Liter pro Tag trinkt und dies auch zwischen den einzelnen, täglichen Stimmübungen tut. Zusätzlich kann das tägliche Inhalieren mit heißem Wasser für mindestens zehn Minuten Stimmermüden und Erkältungen vorbeugen und zur Entspannung des Kehlkopfes beitragen. Es sollte ohne Öle oder andere Zusätze inhaliert werden, da sie auf Dauer die Schleimhaut der Stimmlippen austrocknen.

Umweltfaktoren, die sich schädlich auf die Stimme auswirken, sind das Sprechen in lauter Umgebung, z. B. am Arbeitsplatz, in der Freizeit oder in Kneipen und Bars. Aber auch zu seltener täglicher Stimmgebrauch oder das Sprechen bei trockener Heizungsluft wirken sich ungünstig auf den Vokaltrakt aus.

4.3.2.5 Sprechstimmlage

Das Ziel für die Sprechstimmlage ist das dauerhafte Anheben mindestens auf die Töne d–f (ca. 146–175 Hz), um im genderneutralen Bereich zu sprechen. Außerdem soll eine Randschwingung in mittlerer und tiefer Sprechstimmlage erreicht werden. Um beide Faktoren umzusetzen, muss sich die Spannung der Stimmlippen erhöhen, sodass sie nur mit dünner Masse schwingen.

Mögliche Übungsbereiche:

- Erarbeitung des Unterschieds zwischen männlichem und weiblichem Stimmbereich (Vollschwingung vs. Randschwingung vs. Falsett)
- Gezieltes Produzieren der einzelnen Stimmfunktionsbereiche
- Festigen der Randstimmfunktion
- Trainieren der Stimme im genderneutralen Bereich mit Randstimmfunktion
- Erarbeiten und Festigen einer Wunschtonhöhe mit Randstimmfunktion

Zu Beginn der Arbeit an diesem Ziel ist es wichtig, dass die Klientin entdeckt, dass es einen männlichen Stimmbereich (= Vollschwingung, bei tieferen Tönen) und einen weiblichen Bereich (= Randschwingung bis hin zum Falsett, mit ansteigender Tonhöhe) gibt. Der Unterschied lässt sich gut erarbeiten, indem man ein Glissando (Gleitton) vom tiefstmöglichen Ton bis zum höchstmöglichen Ton oder andersherum auf /a/ phoniert. Dabei tritt ein Wechsel der Stimmfunktionsbereiche auf, nach denen sich die Stimmqualität verändert (auch „Registerwechsel" genannt, s. Kap. 2.3.3 *Stimmfunktionsbereiche*). In der Tiefe kommt es zur Vollschwingung, was durch lautes Sprechen und die Vokale /a/, /ä/ und /o/ sowie feste Stimmeinsätze gefördert wird. Die Randschwingung ermöglicht einen weichen, leiseren Klang, der im Gegensatz zum Falsett jedoch nicht behaucht ist. Sie wird durch höheres, leiseres Sprechen angeregt und durch die Vokale /u/, /ü/ und /i/ sowie weiche Stimmeinsätze begünstigt. Das Falsett beginnt in sehr hoher Lage und ist durch viel Hauch gekennzeichnet. Daher lässt es sich gut mit gehauchten Stimmeinsätzen und starkem /h/ vor Vokalen anregen. Diese drei Stimmfunktionsbereiche sollten zunächst im Kontrast zueinander erarbeitet und gefestigt werden, bis schließlich der Fokus auf die Randstimmfunktion gelegt wird. Diese sollte am Ende auch in tiefen Tonlagen eingesetzt werden können und bei allen Vokalen anschlagen (vgl. Kruse, Lascheit, Houben, 2016b).

Die Klientin soll nun versuchen, den Ton aus hoher Lage nach unten gleiten zu lassen, jedoch ohne in den männlichen Bereich (Vollschwingung) abzufallen. Sie soll diese Tonhöhe halten und ihren Namen sprechen. Die Klientin wiederholt dies mehrere Male, dabei soll sie auf verschiedenen Tonhöhen enden, sodass sie entdecken kann, welche Tonhöhe für sie angenehm zu produzieren ist und ihr gefällt. Die Stimmtherapeutin kann die Tonhöhe mit dem Klavier oder einer App feststellen und für den weiteren Verlauf notieren. Zu Beginn der Stimmtherapie sollte diese Übung jedes Mal wiederholt werden, um herauszufinden, welche Tonhöhe auf Dauer erstrebenswert für die Klientin ist. Alternativ kann die Stimmtherapeutin auf dem Klavier den Ton d (ca. 146 Hz) vorgeben, den die Klientin auf /u/ nachsingen soll. Ton für Ton wird die Tonleiter hochgesungen, bis die Klientin eine Höhe gefunden hat, die ihr gefällt. Auf dieser Tonhöhe spricht sie erneut ihren Namen. Hat die Klientin nach einigen Wiederholungen einen Lieblingston gefunden, wird dieser immer wieder von der Stimmtherapeutin zur Übung angegeben. Im Verlauf kann diese Tonhöhe auf Silben-, Wort- und Satzebene geübt werden, um sie zu festigen.
Dafür bietet es sich an, initiale Laute zu wählen, die die Randschwingung und weiche Stimmeinsätze fördern und somit einen leiseren, höheren Stimmklang unterstützen. Dies sind /j/, /m/, /w/ und /l/ in Verbindung mit den Vokalen /u/, /i/ und /e/ (vgl. Hammer, 2009, 189–193).
In dieser Übungsphase ist es wichtig, auf die Atem-Stimm-Kopplung der Klientin zu achten, sodass keine Klavikularatmung auftritt oder der Anblasedruck zu stark ist, die das Anheben der Tonhöhe erschweren. Dafür sollten in dieser Phase Übungen zur Atem-Stimm-Kopplung eingebunden werden. Da die Klientin in der Regel keine Erfahrung mit ihrer Stimme hat, nimmt die Stimmqualität

mit ansteigender Tonhöhe zunächst ab. Die Stimme kann gepresst, forciert oder behaucht, instabil und dünn klingen. Das liegt daran, dass die Muskulatur, die für die erhöhte Spannung der Stimmlippen verantwortlich ist, den neuen Anforderungen noch nicht gewachsen ist. Diese Muskulatur muss durch tägliches Üben der neuen Stimmlage trainiert werden. Auf Dauer verbessert sich dadurch die Stimmqualität in der Höhe. Es ist wichtig, dass die Klientin über diese Zusammenhänge Bescheid weiß, da sie der Klang anfangs vermutlich befremden wird. Die Anstrengung, die es zu Beginn erfordert, in einer höheren Stimmlage zu sprechen, ist auch äußerlich im Gesicht und durch Anspannungen im Oberkörper zu erkennen. In der Regel klingt die Stimme am Anfang des Trainings auch noch nicht weiblich, sodass die Klientin frustriert oder ablehnend dem höheren Stimmklang gegenübersteht. In diesem Falle kann es sinnvoll sein, in ein „Übungsohr" und ein „Bewertungsohr" zu unterscheiden. Das Übungsohr fokussiert sich darauf, zu beschreiben, wie sich die Stimme angehört hat, ohne dies zu bewerten, z. B.: *„Die Stimme hatte eben viel Hauch und manchmal gab es ein Knarren."* Das Bewertungsohr darf den Stimmklang beurteilen, z. B.: *„Die Stimme war eben so quäkig, das hat sich zickig angehört."* Gerade zu Beginn der Stimmarbeit stellt diese Unterscheidung eine große Herausforderung für die Transfrauen dar, sodass man die anatomischen Zusammenhänge und die schrittweisen Fortschritte immer wieder betonen sollte.

4.3.2.6 Resonanz

Die Resonanz prägt den Klangeindruck sehr stark und macht den entscheidenden Unterschied aus, ob eine Stimme als männlich oder weiblich beurteilt wird. Dies wird durch die Ausprägung des Ansatzrohres beeinflusst. Um das anatomisch männliche Ansatzrohr der Physiologie des weiblichen Ansatzrohres anzunähern, müssen zwei Bereiche gesondert trainiert werden:

1. Verkürzen des Ansatzrohres durch Anheben des Kehlkopfes
2. Verengen des Ansatzrohres durch das Aktivieren des aryepiglottischen Sphinkters (Twang)

Mögliche Übungsbereiche zum Anheben des Kehlkopfes:

- Wahrnehmung einer hohen und tiefen Kehlkopfposition in natürlichen Situationen wie Schlucken oder Gähnen
- Isoliertes Einnehmen einer hohen und tiefen Kehlkopfposition
- Halten einer hohen Kehlkopfposition während der Phonation und in Übungssituationen
- Einhalten der hohen Kehlkopfposition in Alltagsgesprächen

Das Erarbeiten der hohen Kehlkopfposition führt zu einer entscheidenden Klangveränderung und sollte daher über einen großen Zeitraum der Therapie geübt werden. Zunächst sollte die Klientin ein Gefühl dafür entwickeln, in welchen alltäglichen Situationen eine tiefe oder hohe Kehlkopfstellung auftritt. Dafür sollte sie den Zeige- und den Mittelfinger an den Kehlkopf legen, um die Bewegung spüren zu können. Eine hohe Position tritt beim Schlucken auf, bei dem der Kehlkopf sich nach oben bewegt, um anschließend wieder nach unten zu gleiten. Auch wenn wir etwas abstoßend finden und das mit einem *„Iiiiihhhh!"* kommentieren, geht der Kehlkopf hoch. Eine tiefe Position nimmt der Kehlkopf beim Atmen und vor allem beim Gähnen ein, aber auch wenn man wie ein Weihnachtsmann ein tiefes *„hohoho"* spricht. Diese Beispiele sollte die Klientin ausprobieren, um die verschiedenen Kehlkopfpositionen zu spüren. Hat die Klientin jeweils die hohe und die tiefe Kehlkopfposition spüren können, wiederholen Klientin und Therapeutin gemeinsam die Beispiele für die hohe und die tiefe Position, die die größte Wirkung bei der Klientin hatten, als Playbackversion. Das bedeutet, nur die Stimmtherapeutin führt die Übung mit Stimme durch und die Transfrau macht exakt die gleichen Mundbewegungen wie die Therapeutin, jedoch ohne ihre Stimme zu benutzen. Dabei wird die Klientin bemerken, dass sich ihr Kehlkopf auch in die jeweilige Richtung bewegt, ohne dass sie ihre Stimme benutzt. Folglich kann sie die Kehlkopfposition aktiv steuern, ohne ihre Stimme einsetzen zu müssen. Das Einnehmen der verschiedenen Positionen kann daraufhin zunächst isoliert geübt werden, manchen Klientinnen fällt es jedoch leichter, die Übungen direkt mit der Stimme zu verbinden. In diesem Fall ist das erste Ziel, die Kehlkopfposition auf einem mittleren Ton zu verändern, ohne dass der Ton höher oder tiefer wird.

Eine weitere Übungsmöglichkeit ist ein herabgleitendes Glissando aus hoher Tonhöhe, bei dem die hohe Kehlkopfposition, die zu Beginn automatisch einsetzt, oben gehalten werden soll, obwohl die Tonhöhe absinkt (vgl. Kruse, Lascheit, Houben, 2016b).

Schließlich wird der Fokus darauf gelegt, bei der Phonation immer eine hohe Kehlkopfposition einzuhalten. Dies kann bereits in die Aufwärmübungen für die Stimme integriert werden, z. B. während des Summens, Lippenflatterns oder Laxvoxens. Zunächst werden einzelne Silben, Wörter, Phrasen und Sätze mit hoher Kehlkopfposition geübt, danach Gespräche, um so die Übertragung in den Alltag zu unterstützen. Wichtig ist, dass die Kehlkopfposition unabhängig von der Tonhöhe eingehalten wird. Bei der Atmung und beim Schlucken nimmt der Kehlkopf automatisch wieder eine entspannte, tiefe Position ein, die wichtig und notwendig ist. Zu Beginn der Arbeit an der hohen Kehlkopfposition nehmen Klientinnen häufig eine steife, feste Haltung ein und unterstützen mithilfe von Anspannungen im Nacken oder der Zunge die hohe Kehlkopfposition. Die Stimmtherapeutin sollte deshalb darauf achten, dass die Muskulatur der Kehlkopfheber isoliert gestärkt wird, ohne Verspannungen anderer Muskeln herbeizuführen.

Ein weiterer wichtiger Punkt, auf den zu achten ist, ist das Vermeiden der Taschenfaltenaktivität. Die Taschenfalten liegen oberhalb der Stimmlippen und sollen bei einer physiologischen Phonation nicht zum Einsatz kommen. Es kann jedoch vorkommen, dass bei großer Anstrengung und Druck die Taschenfalten aktiv werden, beispielsweise wenn man eine schwere Kiste hochhebt und dabei die Stimme benutzt. Die Stimme klingt in solchen Fällen gepresst, tief und knarrend und es entsteht ein enges, drückendes Gefühl im Hals. Der Einsatz der Taschenfalten ist nicht stimmschädigend. In der Regel werden die Taschenfalten nur zum Schutz der Luftröhre beim Schlucken eingesetzt und um bei starker körperlicher Anstrengung die nötige Stabilisierung des Brustkorbs zu gewährleisten (vgl. Hammer, 2009, 11). Da sich beim Schlucken der Kehlkopf nach oben bewegt und auch die Taschenfalten aktiviert werden, kann es vorkommen, dass dies auch bei der Phonation mit erhöhter Kehlkopfposition geschieht. Die Klientin könnte sich über Schmerzen im Hals äußern oder die Stimmtherapeutin hört an der Tonqualität, dass eine Taschenfaltenaktivität vorliegt. Daher ist es sinnvoll, die Transfrau für den Einsatz der Taschenfalten zu sensibilisieren, sodass sie selbst bemerkt, wann dies geschieht und was sie dagegen tun kann. Sie kann zum Beispiel zunächst auf /i/ in mittlerer Stimmlage phonieren. Dabei ist die Taschenfalteneinstellung in der mittleren, normalen Position. Die Klientin soll nachspüren, welche Spannung, Enge oder Weite sie im Hals spürt. Anschließend soll sie erneut auf /i/ phonieren und sich dabei vorstellen, sie würde eine Kiste Wasser tragen. Wichtig ist dabei, dass die Klientin eine sehr hohe Anspannung aufbringt. Dies entspricht der engen Taschenfaltenposition, die für die Phonation auf Dauer nicht gewünscht ist. Sie soll die Unterschiede der Spannung, Enge und Weite im Gegensatz zur mittleren Einstellung beschreiben. Danach soll sie ein weiteres Mal phonieren und dabei lächeln, sodass eine weite Taschenfalteneinstellung zustande kommt. Auch in diesem Fall soll sie die Spannungs- und Einstellungsunterschiede beschreiben. Wichtig ist, die Klientin für die enge und die weite Taschenfaltenposition zu sensibilisieren, sodass sie dazu fähig ist, eine enge Position zu bemerken und mit einer weiten Position für Ausgleich zu sorgen.

Mögliche Übungsbereiche zum Aktivieren des aryepiglottischen Sphinkters (Twang):

- Twang finden und dosieren
- Twang auf verschiedenen Tonhöhen trainieren
- Twang auf Wort-, Phrasen- und Satzebene festigen
- Anwendung von Twang in der Spontansprache

Twang ist ein Begriff aus dem Gesang und bezeichnet die Verengung des aryepiglottischen Raumes. Dies geschieht durch die Annäherung von Epiglottis und Aryknorpeln. Dadurch wird der aryepiglottische Sphinkter aktiviert, der auch für den Schlussmechanismus beim Schlucken zuständig ist. Wird beim Sprechen eine erhöhte Kehlkopfposition eingenommen, verengt sich auch automatisch der aryepiglottische Raum, wodurch der Twang bereits zu hören ist.

4

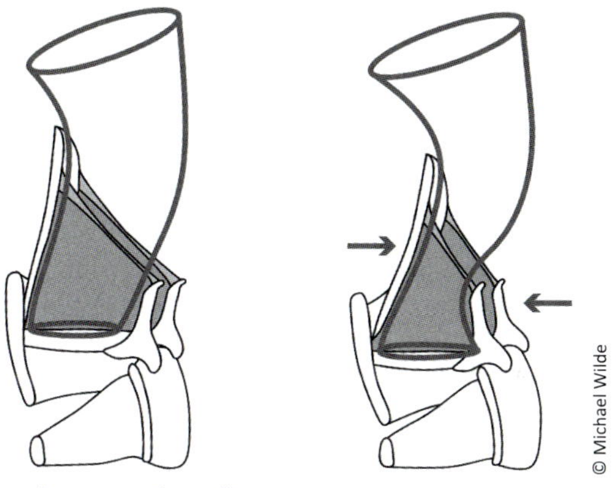

rechts: neutrale Stellung

links: Annäherung Epiglottis und Aryknorpel = Twang

Abb. 8: Twang

Laut Kruse, Lascheit und Houben (2016b, 172) ist der Twang *das* entscheidende Merkmal, das dazu beiträgt, dass die Stimme als weiblich beurteilt wird. Dabei ist die Dosierung des Twang sehr wichtig, was das perfekte Beherrschen voraussetzt. Spricht man das Wort „Twääång“, bekommt man bereits eine Idee davon, wie der Stimmklang beeinflusst wird: Twang kann hell, schrill, prägnant oder metallisch klingen, da mehr Obertöne entstehen, die den Klang beeinflussen. Wird der Twang korrekt produziert, fühlt es sich einfach und leicht an. Werden jedoch die Taschenfalten eingesetzt, führt dies zu Schmerzen oder Kratzen im Hals, da zu viel Druck aufgebaut wurde.

Um den Twang zu finden, hilft es, Geräusche, wie z. B. das Weinen eines kleinen Babys *„uwäääää, uwäääää"*, das Ärgern eines kleinen Kindes *„njä, njä, njä, njä, njä"*, das *„njet"* einer russischen Oma, das *„miau"* einer Katze oder das gemeine Lachen einer Hexe *„hähähähä"* zu imitieren. Probieren Sie die verschiedenen Geräusche mit der Klientin aus, um herauszufinden, bei welchem der Stimmklang am Durchdringendsten oder Metallischsten ist. Die Klientin soll die Geräusche auf verschiedenen Tonhöhen wiederholen, wobei sie mit höheren Tonlagen beginnen sollte, weil der Twang dort leichter zu produzieren ist. Setzen die Taschenfalten bei der Produktion ein, erinnern Sie die Klientin daran, sie durch Lächeln zu lösen. Festigen Sie den Twang zunächst auf den verschiedenen Vokalen, wobei /ä/, /i/, /e/ und /a/ leichter mit Twang zu produzieren sind, als /u/ oder /o/. Anschließend muss die Klientin lernen, den Twang zu dosieren. Sie kann es auf einem dauerhaft gehaltenen Vokal trainieren, indem sie mit starkem Twang beginnt, den Twang langsam zurücknimmt, bis schließlich kein Twang mehr vorhanden ist. Daraufhin kann sie üben, direkt mit viel, wenig oder keinem Twang einen Vokal einzusetzen. Gelingt dies, können Wörter, Sätze, Texte und die Spontansprache mit Twang trainiert und die nötige Stärke vom Twang herausgefunden werden. Zusätzlich zu den Rückmeldungen durch die Stimmtherapeutin können Audio-Aufnahmen sinnvoll sein, da die Klientin ihre Stimme im Nachhinein erneut hören kann, um den Stimmklang zu bewerten.

4.3.2.7 Artikulation

Die Arbeit an der Artikulation geht mit Veränderungen der Resonanz einher, da die Form des Ansatzrohres verändert wird. Für Transfrauen ist es wichtig, daran zu arbeiten, feiner und präziser mit der Zunge zu artikulieren und auf eine weitere Kieferöffnung zu achten. Zusätzlich sollten sie stärkeres Spitzen und Spreizen der Lippen einsetzen. Dies bringt den Stimmsitz zusätzlich nach vorne, wodurch die Stimme klarer und heller klingt (vgl. Carew, Dacakis & Oates, 2007).

Mögliche Übungsbereiche:

- Wahrnehmung unterschiedlicher Artikulationsmuster und deren Auswirkungen auf den Stimmklang
- Durchführung mundmotorischer Übungen zur Unterstützung der Lippenbewegung
- Anbahnen einer weichen, präzisen Artikulation mit flexibler, weiter Kieferöffnung

- Einsatz von mehr Lippenrundung und Lippenspreizen während des Sprechens
- Trainieren der Aspekte Artikulation, Kieferöffnung und Lippenbewegung auf Satz-, Text- und Spontansprachebene

Um die Wahrnehmung zu Beginn zu schulen, bietet es sich an, den Kontrast der verschiedenen Artikulationsbewegungen erlebbar zu machen. Wählen Sie einen beliebigen Satz, den Sie auf unterschiedliche Weisen wiederholen lassen: Lippen nicht bewegen, Lippen spitzen, übertriebenes Lächeln während des Sprechens, Kiefer geschlossen halten, Kiefer ein Stück geöffnet halten (von außen auf beiden Seiten jeweils die Fingerspitze des Zeigefingers zwischen die Backenzähne schieben), Zunge möglichst wenig bewegen, Zunge während des Sprechens nach hinten ziehen, deutlichere Artikulation der Zungenspitzenlaute, wie /t/ und /d/. Die unterschiedlichen Durchführungen verdeutlichen der Klientin, welche Auswirkungen die Artikulationsbewegungen auf die Stimme haben, sodass sie daraus ableiten kann, welche ihrem weiblichen Stimmklang förderlich sind. Sie können gezielt auf Wort-, Satz- und Textebene sowie in der Spontansprache geübt werden. Eventuell sind zusätzlich noch mundmotorische Übungen nötig, um die Beweglichkeit von Lippen, Zunge und Kiefer zu optimieren und so neue Artikulationsmuster zu ermöglichen. Zu Beginn wird der Klientin die neue Sprechweise möglicherweise übertrieben und unnatürlich vorkommen. Das ist eine normale Empfindung, da sie etwas bisher Natürliches und Automatisiertes verändern soll. Nach einiger Zeit wird sie sich jedoch daran gewöhnen und die neuen Bewegungen vermutlich leicht abgeschwächt in den Alltag übertragen, sodass dennoch ein Effekt auf den Stimmklang hörbar wird.

4.3.2.8 Sprachliche Aspekte: Prosodie, Wortschatz und Wortwahl, Syntax

Im Bereich Prosodie ist besonders daran zu arbeiten, melodischer zu sprechen und Betonungen durch Tonhöhenunterschiede, anstatt durch Lautstärke zu setzen. Außerdem sollte mehr Veränderung der Sprechmelodie in die Höhe geübt werden. Zusätzlich kann die Sprechlautstärke reduziert werden.

Mögliche Übungsbereiche:

- Wahrnehmung und Analyse geschlechtsspezifischer Unterschiede der Sprechmelodie und Betonung
- Trainieren einer melodischen Prosodie in häufigen Alltagsphrasen
- Trainieren einer melodischen Prosodie mithilfe von Gedichten und Texten
- Festigen der melodischen Prosodie in der Spontansprache

- Experimentieren mit verschiedenen Betonungsmustern durch Tonhöhenveränderungen
- Trainieren der weiblichen Betonungsmuster in Alltagsphrasen
- Festigen der weiblichen Betonungsmuster mit Texten und in der Spontansprache

Anhand von Videos und Audioaufnahmen können die geschlechtsspezifischen Muster der Sprechmelodie und Betonung zunächst wahrgenommen und analysiert werden. Dazu bietet es sich für die Analyse an, dass die Klientin auf einem Blatt Papier mithilfe einer Wellenlinie Tonhöhenunterschiede aufmalt. Danach überlegen sich Klientin und Stimmtherapeutin häufig verwendete Alltagsphrasen, mit denen die Klientin die melodische Prosodie und Betonung durch Tonhöhenunterschiede üben kann. Dabei kann die Therapeutin verschiedene Intentionen vorgeben, mit denen die Klientin Sätze sprechen soll, z. B.: aufgeregt, traurig, motzend, verführerisch. Auch die Betonung einzelner Wörter kann bestimmt werden, um die Tonhöhenunterschiede zu trainieren. Dafür können Wörter unterstrichen oder ähnlich der Wellenlinie höher und tiefer gesetzt werden, um so die Tonhöhe des Wortes vorzugeben. Dies kann im Einsatz von Gedichten und Texten erweitert werden. Schließlich soll der Transfer in die Spontansprache automatisiert werden.

In den Bereichen Wortschatz und Wortwahl steht im Vordergrund, dass die Klientin lernt, häufiger differenzierte Adjektive, intensivierende Adverbien (*„wirklich“*, *„ehrlich“*) und Vagheitsformulierungen (*„vielleicht“*, *„ziemlich“*, *„irgendwie“*) einzusetzen. Dazu können Bilder, Filmszenen oder Erlebnisse dienen, bei denen die Klientin persönliche Gefühle und Erfahrungen beschreibt, um eine emotionale Sprache zu erzeugen.

Im Bereich Syntax liegt der Fokus auf Bestätigungsfragen *(„... oder was meinst du?“ „... findest du nicht auch?“, „..., ne/gell?“)* und auf dem verstärkten Einsatz von Ich-Botschaften. Dies ist gut zu trainieren, indem man sich über bestimmte Themen austauscht oder diskutiert. Die Klientin bezieht zu beliebigen Fragen persönlich Stellung (z. B.: *„Reisen Sie lieber mit dem Zug oder mit dem Auto?“*) und baut die zu übenden Aspekte ein.

5 Therapiebausteine der Stimmtherapie für Transmänner

In der Stimmtherapie mit Transmännern kann an den gleichen Bausteinen gearbeitet werden wie mit Transfrauen. Grundsätzlich verfolgen die Transmänner das gegenteilige Ziel einer tieferen Stimme. In der Regel ist es jedoch der Fall, dass sie durch die Testosteronbehandlung bereits eine Vertiefung der Stimme erfahren haben. Daher kommen sie zur Stimmtherapie, weil sie entweder mit ihrem Stimmklang nicht zufrieden sind oder weil sie Einschränkungen oder Missempfindungen ihrer Stimme erleben. Es ist auch möglich, dass der Transmann sich keiner Testosteronbehandlung unterziehen möchte und dennoch einen männlicheren Stimmeindruck erreichen will. Daher ist es das oberste Ziel, einen männlichen Stimmeindruck unter Beachtung einer gesunden Stimmgebung zu unterstützen.

Die Arbeit an den ersten Bausteinen Wahrnehmung, Körperhaltung und Muskeltonus, Atmung und Stimmhygiene, wie sie in den Kapiteln für die Transfrauen beschrieben wurde, ist ebenso für die Transmänner gültig. Es gilt gute Voraussetzungen zu schaffen, um eine Veränderung der Phonation zu erreichen. Der Bereich Atmung kann durch das Abbinden der weiblichen Brust extrem eingeschränkt sein, daher ist es sinnvoll zu erfragen, ob der Klient Brustbinder verwendet.

5.1 Sprechstimmlage

Obwohl Transmänner in der Regel durch die Testosteronbehandlung eine Stimmlage im männlichen Normbereich erreichen, kann es dennoch auftreten, dass nur ein unzureichendes Absinken erfolgt (vgl. Davies, Papp & Antoni, 2015, 144–145). Darüber hinaus kommt es vor, dass ein Klient seine Stimme als nicht tief genug empfindet oder er kein Testosteron einnimmt, sich aber dennoch eine tiefere Stimme wünscht.

Das Ziel für die Sprechstimmlage ist das dauerhafte Absenken, sodass eine Vollschwingung in mittlerer und tiefer Sprechstimmlage erreicht wird. Dafür müssen die Stimmlippen auf ganzer Länge und mit der gesamten Stimmlippenmasse schwingen, damit es zu einem vollständigen Stimmlippenschluss kommt. Da es bisher nur Studien mit Transmännern gibt, die die Stimmveränderungen aufgrund der Testosteronbehandlung erforschen, kann keine Aussage dazu getroffen werden, auf welche Tonhöhe die Stimme eines Transmannes absinken muss, damit ein männlicher Stimmeindruck vermittelt wird. Daher kann nicht davon ausgegangen werden, dass das Erreichen des genderneutralen Bereiches d–f (ca. 146–175 Hz) notwendigerweise zielführend ist.

Mögliche Übungsbereiche:

- Erarbeitung des Unterschieds zwischen männlichem und weiblichem Stimmbereich (Vollschwingung vs. Randschwingung)
- Einüben der Vollschwingung in mittlerer und tiefer Tonhöhe
- Erarbeiten und Festigen einer Wunschtonhöhe mit Vollschwingung

Wie bei der Arbeit mit Transfrauen kann es sinnvoll sein, zunächst die Unterschiede zwischen den Stimmfunktionsbereichen Vollschwingung und Randschwingung zu verdeutlichen. Es ist nicht nötig, zusätzlich das Falsett zu erarbeiten, da es nicht in der Zielsprechstimme vorkommen wird und daher keine Abgrenzung zum Klang der Randstimmfunktion bedarf. Gelingt die auditive Unterscheidung und Produktion der Vollschwingung und Randschwingung gut, sollte die Vollschwingung gefestigt werden. Die Vollschwingung setzt i. d. R. bei Cisfrauen (folglich auch bei Transmännern ohne Testosteronbehandlung) automatisch ab f/g–c' (ca. 174–261 Hz) ein. Das liegt noch oberhalb des genderneutralen Bereichs. Um die Vollschwingung zu fördern, sollte in tiefer Lage geübt werden und die Aktivierung mit den Vokalen /a/, /ä/, /e/ und /o/ mit festen Einsätzen unterstützt werden. Alternativ kann vor die Vokale ein stimmhafter Frikativ gesetzt werden, um den vollständigen Glottisschluss zu unterstützen. Ist die Stimmlage durch das Testosteron bereits tief genug, ist es trotzdem notwendig, die Vollschwingung wie beschrieben zu üben, jedoch in tieferer Tonlage. Um die Übertragung auf die Sprechebene einzuleiten, sollten ebenfalls Wörter gewählt werden, die mit stimmhaften Frikativen beginnen und dann in die Vokale /a/, /ä/, /e/ oder /o/ übergehen. Dabei kann es sinnvoll sein, den stimmhaften Frikativ in die Länge zu ziehen, um den vollständigen Glottisschluss zu erreichen. Ebenso können auch Wörter mit Vokalanfängen oder anderen Konsonanten mit Vollschwingung geübt werden, dies ist auf Satz- und Textebene fortzuführen bis hin zum Transfer in die Spontansprache. Wenn der Klient die Übungen zu forciert durchführt, kommt es zu Missempfindungen oder kurzzeitigem Überschlagen der Stimme. Dies sollte die Stimmtherapeutin im Blick behalten, um stimmschädigendes Verhalten zu verhindern und gegebenenfalls alternative Techniken anzubieten. Zum Ausgleich kann beispielsweise Lax Vox® durchgeführt werden, welches zur Entspannung des Vokaltraktes und einer ausgewogenen Atem-Stimmkopplung beiträgt sowie resonanzsteigernd wirkt (vgl. Balandat, 2017).

5.2 Resonanz

Da die Resonanz den entscheidenden Unterschied ausmacht, ob eine Stimme als männlich oder weiblich beurteilt wird, ist die Einflussnahme darauf unerlässlich. Durch die Einnahme des Testosterons bei Transmännern verändert sich die Ausprägung des Ansatzrohres nur wenig und bleibt dem anatomisch weiblichen Ansatzrohr überwiegend ähnlich. Um eine weitere Annäherung an das männliche Ansatzrohr zu erreichen, kann durch die Tiefstellung des Kehlkopfes eine Verlängerung des Ansatzrohres erreicht werden, was zu einem dunkleren, dumpferen Stimmklang führt. Das ist eventuell nicht nötig für einen Transmann, der durch Testosteron eine ausreichende Stimmvertiefung erfahren hat. Die Arbeit an der Ausprägung der Brustresonanz kann in jedem Falle den entscheidenden Unterschied ausmachen, um einen vollen, dunklen Stimmklang zu erreichen.

Mögliche Übungsbereiche:
- Wahrnehmung der hohen, tiefen und mittleren Kehlkopfposition in natürlichen Situationen wie Schlucken, Gähnen und Sprechen
- Isoliertes Einnehmen der verschiedenen Kehlkopfpositionen
- Halten einer tiefen Kehlkopfposition während der Phonation
- Einhalten der tiefen Kehlkopfposition in Alltagsgesprächen
- Wahrnehmung und bewusstes Ansteuern verschiedener Resonanzräume
- Verstärkung der Brustresonanz bei der Phonation
- Einsetzen der verstärkten Brustresonanz beim Sprechen

Ebenso wie bei den Transfrauen wird zunächst das Einstellen der verschiedenen Kehlkopfpositionen angeleitet und erfahrbar gemacht. Schließlich soll während der Phonation immer eine tiefe Kehlkopfstellung eingehalten werden. Unterstützend können Bewegungen aus dem funktionalen Stimmtraining eingesetzt werden, die das Unterdrucksystem und somit eine vertiefte Einatemtendenz fördern. Dabei ist es wichtig, darauf zu achten, bei der Einatmung durch den entspannt geöffneten Mund zu atmen, um die Tiefstellung des Kehlkopfes zu ermöglichen (vgl. Rohmert, 1991). Gelingt die tiefe Kehlkopfposition während der Phonation auf Vokalen gut, kann dazu übergegangen werden Wörter, Phrasen und Sätze gleichwertig zu üben. Im Anschluss daran wird zu Gesprächen übergegangen, um die Übertragung in den Alltag zu ermöglichen. Die Stimmtherapeutin sollte darauf achten, dass der Klient keine Verspannungen oder Hilfsspannungen aufbaut, um die tiefe Kehlkopfstellung beizubehalten. Möglicherweise spannt er die Zunge im hinteren Bereich an, zieht den Unterkiefer zurück oder

senkt das Kinn nach unten ab, um die benötigte Muskelspannung aufzubringen. Dies sollte die Stimmtherapeutin beobachten, damit lediglich die Zielmuskulatur trainiert wird, ohne Verspannungen anderer Muskeln herbeizuführen.
Zur Erarbeitung und Verstärkung der Brustresonanz eignen sich viele Übungen aus bereits bekannten Therapiekonzepten der logopädischen Stimmtherapie, wie beispielsweise die Nasalierungsmethode nach Pahn & Pahn und die Atemrhythmisch Angepasste Phonation nach Coblenzer und Muhar. Die Brustresonanz ist in tieferer Sprechlage mit abgesenktem Kehlkopf leichter zu erreichen. Daher ergeben sich bereits positive Auswirkungen auf die Resonanz im Rahmen der Übungen zur Tonhöhe und Kehlkopfposition. Taktile Reize wie das Abklopfen oder das Auflegen der Hände an den Resonanzräumen Brustkorb, Rücken, Rippen und Lippen fördern die Wahrnehmung und verstärken die Resonanz. Auch Vorstellungshilfen können bei der Verstärkung der Brustresonanz unterstützend wirken. In diesem Bereich sollte zu Beginn wieder mit stimmhaften Frikativen in Kombination mit den Vollschwingungsvokalen /a/, /ä/, /e/ und /o/ gearbeitet werden. Es kann vorkommen, dass der Klient seine Stimme zu forciert einsetzt, um einen stärkeren Klang zu erreichen. Allerdings sollte die Phonation mit Brustresonanz angenehm und leicht sein.

5.3 Artikulation

Die Merkmale einer „typisch" männlichen Artikulation sind aus stimmtherapeutischer Sicht weniger erstrebenswert, da sie den Stimmklang eher zurückhalten und dämpfen. Um die tiefe Kehlkopfstellung zu erleichtern, sollte jedoch an einer flexiblen Kieferöffnung während des Sprechens gearbeitet werden. Dies hat den zusätzlichen Nutzen, dass der Stimmklang freier klingt und somit ohne zusätzliche stimmliche Anstrengung lauter ist. Um das zu üben, kann zu Beginn mit Wörtern gearbeitet werden, die viele Vokale wie /a/ und /o/ enthalten. Bei diesen Vokalen sollte der Kiefer flexibel etwas weiter geöffnet werden als gewöhnlich. Zusätzlich kann das Abspannen der Atemrhythmisch Angepassten Phonation hilfreich sein, um eine präzise, aber flexible Artikulation zu ermöglichen, die sich auch auf die Kieferöffnung auswirkt. Auch mundmotorische Übungen können Unterstützung bieten, um die gewünschte Präzision der Artikulation und die Kieferöffnung zu erzielen.

6 Informationsvermittlung im Rahmen der Therapie

Einige trans* Menschen, die zur Stimmtherapie kommen, sind bereits sehr gut darüber informiert, wie Stimme produziert wird und an welchen geschlechtsspezifischen Unterschieden gearbeitet werden sollte, um den gewünschten stimmlichen Eindruck zu machen. Andere haben keinerlei Vorstellung davon, was in der Stimmtherapie eine Rolle spielen könnte. Beide Gruppen sollte die Logopädin über folgende Aspekte informieren:

- Kenntnisse über Anatomie und Physiologie des Vokaltraktes und des Atemapparates
- Ablauf der Stimmproduktion
- Unterschiede des biologisch männlichen und weiblichen Vokaltraktes und deren Auswirkungen auf die Stimme
- Weitere geschlechtsspezifische Parameter der Stimme, Kommunikation und non-verbalen Kommunikation
- Möglichkeiten der Stimmhygiene
- Möglichkeiten und Inhalte der Stimmtherapie, Ergebnisse und Risiken

Diese Punkte sollten direkt zu Therapiebeginn besprochen werden, damit die trans* Person ein Verständnis für den eigenen Stimmapparat entwickelt und weiß, welche Zusammenhänge bestehen. Anhand von Bildmaterial, Hörbeispielen und Videos können die verschiedenen Aspekte verständlich vermittelt werden. So kann ebenfalls leichter verdeutlicht werden, warum manche Therapiebereiche schwieriger zu trainieren sind als andere.

Der trans* Mensch soll selbst zur Fachperson für die eigene Stimme werden, da ihn die Stimme durch das ganze Leben begleitet.

7 Transfer und Therapieende

Häufig gestaltet sich der Transfer der neu erlernten Muster in den Alltag als besonders schwierig. Daher ist bereits frühzeitig damit zu beginnen, des Öfteren verwendete Wörter oder Phrasen aus dem Alltag der Person in die Therapie einzubinden. Sie können als Brücke in den Alltag dienen, beispielsweise wenn die Person jeden Tag eine häufig verwendete Phrase wie *„Hallo!"* oder *„Guten Morgen!"* unter Berücksichtigung der trainierten Tonhöhe oder Intonation im Alltag anwendet. Zu diesem Zweck sollte die Stimmtherapeutin mit der trans* Person gemeinsam häufig benutzte Phrasen und Sätze aus dem Alltag notieren und in der Therapie einüben. Außerdem können im Rahmen der Stimmtherapie Situationen, die häufig im Alltag der Person vorkommen, in Rollenspielen trainiert werden. Neben Small Talk mit Kollegen, Arbeitsgesprächen, Teamsitzungen, Essensbestellungen im Restaurant können auch Vorstellungsgespräche oder Präsentationen geübt werden. Dabei sollten zunächst einfache, vertraute Situationen geübt werden, bevor der Schwierigkeitsgrad gesteigert wird. Zusätzlich kann damit experimentiert werden, Gefühle wie Freude, Aufregung, Besorgnis, Angst, Wut oder Empörung auszudrücken.

Darüber hinaus sollte auch außerhalb des Therapieraums (in vivo) mit der Logopädin geübt werden. Ein Café-Besuch, eine Bestellung beim Bäcker oder Telefonate können dafür sinnvoll eingesetzt werden. Ein Anruf bei einem Friseur, der geschlechtsspezifische Preise hat, kann Auskunft darüber geben, wie die Stimme am Telefon wahrgenommen wird. Fragt die trans* Person nur nach den Preisen für das Haareschneiden, erfährt sie aufgrund der Preisauskunft oder einer Nachfrage nach dem Geschlecht, welchen Eindruck ihre Stimme am Telefon hinterlässt.

Unterstützend zum Üben können (kostenlose) Apps auf das Smartphone heruntergeladen werden, die die Tonhöhe erfassen. Sie ermöglichen es der trans* Person zu Hause oder während Telefonaten bei der Arbeit die Tonhöhe zu kontrollieren. Auch das Verschicken von Sprachnachrichten, das bei vielen Nachrichten-Apps möglich ist, dient als Übungsmöglichkeit, um die stimmliche Leistung zu überprüfen, da die Mitteilungen von der Person selbst zusätzlich erneut angehört werden können. Hilfreich ist es auch, sich während des Übens selbst aufzunehmen, um besser einschätzen zu können, ob sich der Stimmklang in gewünschter Art verändert. Dies ist vor allem für Trans*, die noch nicht geoutet leben und somit wenig Übungsmöglichkeiten im Alltag haben, eine wichtige Ressource.

Darüber, wann die Therapie abgeschlossen ist, sollten im besten Fall trans* Person und Logopädin gemeinsam entscheiden. Das kann dann der Fall sein, wenn die trans* Person ihre persönlichen Ziele für die Stimmtherapie erreicht hat und positive Rückmeldungen zu ihrer Stimme von vertrauten Menschen bekommt oder feststellt, dass sich das Passing verbessert hat. Es kommt jedoch auch häufig vor, dass die Person bereits zufrieden mit ihrer Stimme ist, während die Logopädin noch einzelne Aspekte optimieren würde. Sofern trotzdem eine persönliche, belastbare und gesunde Stimme erreicht wurde, sollte die Logopädin erläutern, in welchen Bereichen sie die Arbeit fortsetzen würde, und die trans* Person entscheidet dann, ob sie es auch wünscht.

Im Gegensatz dazu gibt es auch Menschen, denen es schwerfällt, die Therapie zu beenden, obwohl sie nach Meinung der Stimmtherapeutin bereits überzeugend in ihrer neuen Geschlechtsrolle klingen. In beiden Fällen gilt es, den Wunsch der Person ernst zu nehmen und darüber ins Gespräch zu kommen, wie und ob die Arbeit fortgesetzt werden soll. Weiterhin sollte die Möglichkeit angeboten werden, Kontrolltermine nach Ende der Stimmtherapie zu vereinbaren, um Erfolge, Probleme, Fragen und Tipps zu besprechen. Darüber hinaus kann bei einem Kontrolltermin eine erneute Diagnostik durchgeführt werden und einige Übungen können wiederholt werden, um sich ein aktuelles Bild über die Stimme zu machen und gewünschte Aspekte aufzufrischen.

8 Wirksamkeit der Stimmtherapie

Im englischsprachigen Raum gibt es bereits zahlreiche Studien über die Wirksamkeit von Stimmtherapie für Transfrauen. Dabei wurden teilweise ähnliche, aber auch unterschiedliche Therapiebausteine untersucht. Bewiesen ist, dass die Arbeit an der Artikulation (stärkeres Breitziehen der Lippen sowie vermehrte Zungenspitzenaktivität) bereits eine Verbesserung der Formanten und eine höhere Sprechstimmlage ergibt (vgl. Carew, Dacakis & Oates, 2007). Vor allem die Arbeit an der Resonanz wird häufig als entscheidender Faktor genannt, um einen überzeugend weiblichen Stimmklang zu erreichen. Auch die Arbeit an der Tonhöhe erzielt erfolgreiche Ergebnisse im Bereich einer genderneutralen Tonlage bis hin zur durchschnittlich weiblichen Stimmlage (vgl. Hancock & Garabedian, 2013). Ergänzend kann an der Modulation gearbeitet werden. Uneinigkeit herrscht darüber, ob die Arbeit an der nonverbalen Kommunikation im Rahmen der Stimmtherapie nötig ist und ob sie entscheidende Unterschiede ausmacht, ohne zu sehr die Persönlichkeit der Person zu verändern (vgl. Mészàros et al., 2005; Davies & Goldberg, 2006). Insgesamt kann die Stimmtherapie helfen, einen deutlich weiblicheren Stimmklang bei gesundem Stimmgebrauch mithilfe der verschiedenen Bereiche zu erreichen. Sie unterstützt die Transfrau in einem erfolgreichen Passing und steigert somit deutlich die Lebensqualität und die Teilhabe am alltäglichen Leben (vgl. Hancock, Krissinger & Owen, 2011, 557).

Die Studienlage für Transmänner beschränkt sich bisher auf die Veränderungen der Stimme aufgrund der Testosteronbehandlung. Stimmtherapie gilt für sie nach wie vor häufig als unnötig, weil eine ausreichende Vertiefung der Stimme durch das Testosteron eintritt. Einige Studien haben jedoch herausgestellt, dass es begleitend zum Absinken der Stimme zu Stimmproblemen oder -einschränkungen kommen kann (vgl. Azul, 2013). Eine logopädische Stimmtherapie kann sie abmildern oder kurieren und somit die Lebensqualität steigern.

FALLBEISPIEL

Alexander Zamora ist ein Transmann, der sich zu einer Stimmtherapie entschied. Über ein Jahr kam er ein Mal wöchentlich zur logopädischen Therapie. Für dieses Buch war er bereit, Fragen über seinen Weg und seine Erfahrungen mit der Stimme zu beantworten.

Wann haben Sie gemerkt, dass Sie ein Junge/Mann sind?
Die allerersten Gedanken, die ich hatte, als ich auf die Welt kam und mir meiner selbst bewusst wurde, drehten sich darum, dass ich nicht verstehen konnte, warum mein Penis, den ich körperlich und mental fühlte, nicht da war. Ich fühlte mich als Junge, musste aber feststellen, dass ein Fehler passiert war, weil ich in den falschen Körper, in den eines Mädchens, hineingeboren worden bin. Diese Realität hat mich grundlegend erschüttert und an mir selbst zweifeln lassen. Ich war mir so sicher darüber, was ich fühlte und konnte nicht verstehen, warum mein Körper dem nicht entsprach. Ich spürte ganz eindeutig: Ich möchte dieses Leben so nicht leben.

Wie ging es Ihnen während der Schulzeit?
An die Schulzeit habe ich wenig gute Erinnerungen, was aber auch mit meiner damaligen familiären Situation zu tun hatte. Ich fühlte mich völlig „falsch" mit mir/in mir: Mit meiner hellen Stimme, meinen langen Haaren, den Mädchenkleidern, die ich tragen musste, weil mein Vater wollte, dass ich ein Mädchen bin. Ich wollte immer mit den Jungs spielen. Aber egal, ob ich besser oder schneller war als sie, am Ende hieß es immer: „Du bist aber trotzdem ein Mädchen". Die Jungs wandten sich von mir ab, was mich innerlich verletzte und meinen Rückzug verstärkte.
Ich beneidete die Jungen dafür, dass sie als Jungs leben durften und ich nicht. Immer wieder fragte ich: Warum? Ich hasste mich und mein Leben dafür, wie es war, und bald lebte ich in meinen Fantasiewelten und wendete mich von der Realität ab. So setzte ich mich beispielsweise irgendwo auf den Schulhof und fantasierte mich in einen Jungen hinein, als wäre ich dieser, als lebte ich sein Leben.

Vom Verhalten kam trotzdem immer schon der Junge durch, der ich war, weswegen ich oft als „komisches Mädchen" oder später als „eigenartige Frau" bezeichnet wurde. Daher konnte ich keine feste Identität bilden. Für die Jungen war ich kein richtiger Junge und für die Mädchen war ich kein richtiges Mädchen. Das Gefühl der Unstimmigkeit mit mir selber und die Tatsache, immer „anders" zu sein als die anderen und nirgendwo reinzupassen, erlebte ich als sehr quälend und es begleitete mich all die Jahre.

Wem haben Sie sich zuerst anvertraut und wie hat diese Person reagiert?
Erst sehr viel später, so mit 16 Jahren, habe ich immer wieder, wenn ich betrunken war, zu meinen Freunden gesagt: „Ich bin im falschen Körper."

Wie waren die Reaktionen anderer vertrauter Menschen?
Damals hat sich nie jemand dazu geäußert oder mich etwas dazu gefragt. Selbst in den unterschiedlichen Kliniken, in denen ich aufgrund meiner schlechten psychischen Verfassung in Behandlung gewesen bin, wurde der Satz „Ich bin im falschen Körper." nicht aufgegriffen, sondern mir die Diagnose Borderline Störung gestellt. Ich habe mich dort missverstanden und falsch behandelt gefühlt. Eine Krankenschwester hat mir letztlich geholfen. Sie kam zu mir und sagte, dass sie jemanden kennt, der so ist, wie ich. Sie vermittelte den Kontakt und ich lernte einen Transmann kennen, durch den ich erfuhr, was Transidentität ist.

Seit wann leben Sie als Mann?
Ich bin schon immer männlich gewesen, von daher lebe ich schon immer als Junge/Mann.
Aber in der Gesellschaft lebe ich als Mann, seitdem ich mit dem Weg der Angleichung begonnen habe. Die physische Vermännlichung durch die Hormone, vor allem die Senkung der Stimme, ist das ausschlagende Kriterium gewesen, von der Gesellschaft als Mann gelesen und akzeptiert zu werden. Das war vorher nicht möglich.

Was hat sich seitdem verändert?
Alles! Mein ganzes Leben hat sich zum Positiven verändert. Für mich ist es, als wäre ich von einer schlimmen Krankheit befreit worden. Ich habe mich gefühlt wie ein Autist. Und so ein Leben habe ich auch geführt. In Rückzug, soziale Phobien, Angst vor Menschen und Nähe, in Zwängen gefangen, Angst vor Veränderungen ...
Ein Arzt beschrieb meine damalige Persönlichkeit als „zwanghaft, ängstlich und vermeidend". Besser konnte man das nicht auf den Punkt bringen.
Vor allem durch die Hormone und durch die Mastektomie, sprich die Brustentfernung, ist meine Körperdysphorie, unter der ich am meisten litt, sukzessive in den *Hintergrund getreten. Wenn ich in den Spiegel schaue, kann ich mich endlich selber erkennen!*
Sämtliche Probleme wie Ängste, Zwänge, Selbstverletzung, Substanzenmissbrauch, Rückzug, Phobien etc. haben sich auf der psychischen Ebene mit dem Voranschreiten der Angleichung von alleine gelöst. Auch auf der körperlichen Ebene sind jahrelange Muskel- und Gelenkblockaden, Schmerzen im Rücken, Nacken, Kopf und Magen von mir „abgefallen". Nach der Mastektomie hat sich meine Asthmaproblematik aufgelöst und ich konnte endlich frei atmen.
Keine Gesprächstherapie konnte in all den Jahren bewirken, was die richtigen Hormone im Blut schon innerhalb weniger Monate verändert haben. Ich komme endlich immer mehr im Leben an und dafür bin ich unendlich dankbar!

Welche (medizinischen) Maßnahmen haben Sie bisher in Anspruch genommen? Sind weitere geplant?
Rechtliche Schritte: Vornamensänderung und Personenstandsänderung abgeschlossen
Medizinische Schritte: Geschlechtsangleichende Hormontherapie mit Testosteron
Geschlechtsangleichende Operationen abgeschlossen:

- *Mastektomie: Entfernung der Brust*
- *Hysterektomie: Entfernung der Gebärmutter, Gebärmutterhals*
- *Adnektomie: Entfernung der Eierstöcke*
- *Kolpektomie: Entfernung der Scheide*

- *Metaidoioplastik (Klitorispenoid, Klitpen): Penisbildung der hypertrophierten Klitoris (Testosteron bedingt) mit Harnröhrenverlängerung*

Es sind keine weiteren Schritte geplant.

Wie war die Entwicklung der männlichen Stimme? Und wie kam es zur Entscheidung, eine Stimmtherapie zu beginnen?

Meine Stimme hat sich bereits innerhalb eines Monats nach Beginn der Hormontherapie schon so stark gesenkt, dass jeder in meinem näheren Umfeld mich darauf angesprochen hat. Ich empfand das als unglaublich aufregend, aber hatte am Anfang eine Phase der Befremdung gegenüber meiner neuen Stimme. Die Veränderung kam sehr schnell, ich bin nicht hinterher gekommen. Außerdem hatte ich das Gefühl, dass sich meine Stimme „komisch" und „unmännlich" anhört. Deswegen bin ich dann zur Logopädie gegangen! Innerlich spürte ich eine Unstimmigkeit mit meiner Stimme. Für mich klang sie einfach nicht männlich.

Wie waren Ihre Erlebnisse mit der Stimmtherapie?

Durch die Übungen, die ich mit der Logopädin gemacht habe, stellte sich heraus, dass ganz besonders die Unsicherheit bei mir dazu führte, dass sich meine Stimme veränderte, sprich leiser, schwächer etc. wurde. Ich habe praktische Techniken kennengelernt, die ich in verunsichernden Situationen im Alltag anwenden konnte, was mir sehr geholfen hat.

Aber vor allem bin ich durch die Therapie an unbewusste innere Blockaden und Themen gestoßen, die ich noch nicht losgelassen und/oder begriffen hatte. Die jahrelange Scham und Wut auf meine weibliche Stimme und vor allem meine verdrängte und unbewusst gebliebene Homosexualität waren die eigentlichen Gründe, die sich hinter der Unstimmigkeit mit meiner Stimme verbargen.

Was hat sich dadurch verändert?

Im Rahmen der Stimmtherapie wurden Videos aufgezeichnet von Übungen, die ich durchführte. Als ich auf einer Videoaufnahme von mir sah, wie stark sich mein Äußeres und meine Stimme tatsächlich verändert hatten, fiel es mir wie Schuppen von den Augen! Ich konnte dann endlich meine Veränderungen akzeptieren und annehmen. In diesem einen Jahr Logopädie hat sich sehr viel in mir gelöst und verändert. Seitdem fühle ich mich „stimmig" mit meiner Stimme und sie ist seitdem kein Thema mehr für mich.

Was waren gute und schlechte Erlebnisse, die im Zusammenhang mit der Transidentität stehen?

Im Prinzip habe ich keine schlechten Erfahrungen gemacht, im Sinne von Diskriminierung, Ausgrenzung oder gar Gewalt, die ich mit dem Thema meiner Transidentität in Verbindung bringen könnte. Als ich mit der Angleichung anfing und die Transidentität nach außen hin für die Menschen sichtbar wurde, war ich besonders mit den gesellschaftlichen Begriffen von „Mann" und „Frau" konfrontiert. Die Frage: „Bist du ein Mann oder eine Frau?" kam in der Anfangszeit ziemlich häufig. Plötzlich glaubte niemand mehr, dass mein Personalausweis tatsächlich mir gehörte. Männer haben endlich aufgehört „Dame" und „Fräulein" zu mir zu sagen, mir die Tür aufzuhalten, mich als „Frau" vorzulassen oder noch schlimmer, mich als Frau „anzubaggern". Bei den Frauen bin ich endlich von dem Status „beste Freundin" weggekommen. In der Zeit, in der ich äußerlich als Frau aufgetreten bin, sagte ein Tischler zu mir: „Wir nehmen lieber Männer, der Job ist für Frauen körperlich zu schwer." Später, als Mann, sagte dagegen ein Goldschmied zu mir: „Frauen arbeiten viel feiner und filigraner als Männer."

Eine sehr interessante und auch überraschende Erfahrung war es für mich, dass ich als „Frau" erlebt habe, wie sich Frauen geben und worüber sie reden, wenn sie unter sich sind. Später habe ich erfahren, was Männer untereinander bereden und wie sie sich geben.

Ich persönlich kann nicht bestätigen, dass mein Leben als „Mann" gesellschaftlich gesehen einfacher geworden ist. Weder bei der Arbeit noch in einem anderen Bereich habe ich es als Mann leichter, noch habe ich als „Frau" Nachteile erlebt, die auf die weibliche Geschlechtsrolle zurückzuführen wären.

Ist Transidentität für Sie zurzeit noch ein Thema oder haben Sie das Gefühl, dass Sie damit abschließen konnten?
Das Thema der Transidentität ist mein Lebensthema und das wird es auch in diesem Leben bleiben. Körperlich gesehen bin ich immer in der Situation, mich erklären zu müssen, spätestens dann, wenn es um medizinische Untersuchungen geht, wenn sich engere Freundschaften ergeben und vor allem wenn es zu intimen Beziehungen kommt.
Außerdem klopft das Thema in Abständen an, wenn ich mich mit Männern vergleiche oder ich kleine Jungs und Teenager sehe und daran denke, wie gerne ich mein Leben von Anfang an in meinem richtigen Körper erlebt und gelebt hätte. Allerdings beobachte ich mit voranschreitender Angleichung und je mehr ich ich selbst werde, dass es mir immer besser geht. Die Abstände, in denen ich über das Thema nachdenke, werden immer größer.

Literaturverzeichnis

American Psychiatric Association (2015). Diagnostisches und statistisches Manual psychischer Störungen DSM-5®. Göttingen: Hogrefe.

Azul, D. (2013). Die Theorie des doing gender: Eine Bereicherung für die Stimmarbeit mit Transgendern? Logos, 21(1), 4–14.

Azul, D. (2015). Transmasculine people's voice situations: a critical review of gender-related discourses and empirical data. International Journal of language and communication disorders, 50(1), 31–47.

Balandat, B. (2017). Semi-occluded vocal tract exercises (SOVTE). Forum Logopädie, 31(5), 20–27.

BR Klassik (2017). Frauenstimmen werden tiefer. Retrieved from https://www.br-klassik.de/aktuell/news-kritik/frauenstimmen-werden-tiefer-leipziger-stimmsymposium-100.html

Carew, L., Dacakis, G. & Oates, J. (2007). The effectiveness of oral resonance therapy on the perception of femininity of voice in male-to-female transsexuals. Journal of voice, 21(5), 591–603.

Cosyns, M. et al. (2014). Voice in female-to-male transsexual persons after long-term androgen therapy. Laryngoscope, 124(6), 1409–1414.

Dacakis, G. & Davies, S. (2012). Transsexual voice questionnaire (male-to-female). Retrieved from http://www.shelaghdavies.com/questionnaire/questionnaire.html

Davies, S. & Goldberg, J. (2006). Transgender Speech Feminization/ Masculinization: Suggested guidelines for BC clinicians. Retrieved from https://www.rainbowhealthontario.ca/resources/transgender-speech-feminizationmasculinization-suggested-guidelines-for-bc-clinicians/

Davies, S., Papp, V. & Antoni, C. (2015). Voice and communication change for gender nonconforming individuals: giving voice to the person inside. International journal of transgenderism, 16(3), 117–159.

De Bruin, M. D., Coerts, M. J. & Greven, A. J. (2000). Speech therapy in the management of male-to-female transsexuals. Folia Phoniatrica et Logopaedica, 52, 220–227.

Deutsche Gesellschaft für Transidentität und Intersexualität e. V. (dgti) (2018). Retrieved from http://www.dgti.org/ergaus1.html

DIMDI – Deutsches Institut für Medizinische Dokumentation und Wissenschaft (2015). Internationale statistische Klassifikation der Krankheiten und verwandter Gesundheitsprobleme: 10. Revision German Modification Version 2015. Retrieved from https://www.dimdi.de/static/de/klassi/icd-10-gm/kodesuche/onlinefassungen/htmlgm2015/block-f60-f69.htm

Fuchs, W., Ghattas, D. C., Reinert, D. & Widmann, C. (2012). Studie zur Lebenssituation von Transsexuellen in Nordrhein-Westfalen. Köln: Ministerium für Gesundheit, Emanzipation, Pflege und Alter des Landes Nordrhein-Westfalen. Retrieved from http://www.lsvd.de/fileadmin/pics/Dokumente/TSG/Studie_NRW.pdf

Gelfer, M. P. (1999). Voice Treatment for the male-to-female transgendered client. American Journal of Speech-Language-Pathology, 8, 201–208.

Gross, M. (2008). Phonochirurgie bei Transsexuellen – Nutzen und Risiken. In: D. Groß, C. Neuschaefer-Rube & J. Steinmetzer (Hrsg.): Transsexualität und Intersexualität. Medizinische, ethische, soziale und juristische Aspekte (201). Berlin: MWV Medizinisch Wissenschaftliche Verlagsgesellschaft.

Gunzburger, D. (1995). Acoustic and perceptual implications of the transsexual voice. Archives of sexual behavior, 24(3), 339–348.

Haefliger, E. (2000). Die Kunst des Gesangs: Geschichte, Technik, Repertoire. Mainz: Schott.

Hammer, S. (2009). Stimmtherapie mit Erwachsenen. Was Stimmtherapeuten wissen sollten. Heidelberg: Springer Medizin Verlag.

Hancock, A. & Garabedian, L. (2013). Transgender voice and communication treatment: a retrospective chart review of 25 cases. International Journal of language and voice disorders, 48(1), 54–65.

Hancock, A. B., Krissinger, J. & Owen, K. (2011). Voice perceptions and quality of life of transgender people. Journal of voice, 25(1), 553–558.

Hays, S. E. (2013). Attitudes about voice and voice therapy among transgender individuals. Louisiana: Louisiana State University.

Heptner, M. (2004). Stimmtherapie mit Transsexuellen – transidentische Begleitung. Retrieved from http://www.heptner.org/pages/publikationen/stimmtherapie-mit-transsexuellen.php

James, A. (2003). Finding your female voice. Retrieved from http://www.genderlife.com/free-transgender-voice-resources/free-finding-your-female-voice-workbook/

Kruse, S., Houben, D. & Lascheit, T. (2016a). Stimmtherapie mit Mann-zu-Frau-Transsexuellen. Köln: ProLog.

Kruse, S., Lascheit, T. & Houben, D. (2016b). Materialsammlung zur stimmtherapeutischen Arbeit mit Mann-zu-Frau-Transsexuellen. Köln: ProLog.

Mészàros, K., Vitéz, L., Szabolcs, I., Góth, M., Kovács, L., Görömbei, Z. & Hacki, T. (2005). Efficacy of conservative voice treatment in male-to-female-transsexuals. Folia Phoniatrica et Logopaedica, 57(2), 111–118.

Nawka, T. & Wirth, G. (2008). Stimmstörungen. Köln: Deutscher Ärzte-Verlag.

Neumann, K. (2005). Die operative Stimmerhöhung bei Mann-zu-Frau-Transsexualismus. Retrieved from http://sundoc.bibliothek.uni-halle.de/habil-online/05/05H120/t3.pdf

Neumann, K., Welzel, C. & Berghaus, A. (2003). Operative Stimmerhöhung bei Mann-zu-Frau-Transsexuellen. Eine Übersicht der Ergebnisse mit eigener Technik. HNO, 51(1), 30–37.

Neuschaefer-Rube, C., Scheidt, D. & Groß, D. (2008). Modelle zur Definition von Transsexualität und ihre Auswirkungen auf die gesellschaftliche Akzeptanz – Das Beispiel Stimme und Sprechverhalten. In: D. Groß, S. Müller & J. Steinmetzer (Hrsg.): Normal – anders – krank? Akzeptanz, Stigmatisierung und Pathologisierung im Kontext der Medizin (171–194). Berlin: MWV Medizinisch Wissenschaftliche Verlagsgesellschaft.

Nieder, T. O., Briken, P. & Richter-Appelt, H. (2013). Transgender, Transsexualität und Geschlechterdysphorie: Aktuelle Entwicklungen in Diagnostik und Therapie. Psych up2date, 7(06), 373–388.

Nieder, T. O., Jordan, K. & Richter-Appelt, H. (2011). Zur Neurobiologie transsexueller Entwicklungen. Zeitschrift für Sexualforschung, 24(3), 199–227.

Nygren, U. et al. (2016). Effects on voice fundamental frequency and satisfaction with voice in trans men during testosterone treatment – a longitudinal study. Journal of voice, 30(6), 766.e23–766.e34.

Pasricha, N., Dacakis, G. & Oates, J. (2008). Communicative satisfaction of male-to-female-transsexuals. Logopedics Phoniatrics Vocology, 33(1), 25–34.

Pérez Alvarez, J. C. (2011). Stimme und Identität bei Transsexualität. Handchirurgie, Mikrochirurgie, Plastische Chirurgie, 43(4), 246–249.

Phillips, M. A. (1995). How to develop a female voice. Retrieved from http://heartcorps.com/journeys/voice.htm

Pichlo, H. G. (2008). Transsexualismus – leistungsrechtliche und gutachterliche Kriterien für geschlechtsangleichende somatische Maßnahmen aus Sicht des MDK Nordrhein. In: D. Groß, C. Neuschaefer-Rube & J. Steinmetzer (Hrsg.): Transsexualität und Intersexualität. Medizinische, ethische, soziale und juristische Aspekte (119–129). Berlin: MWV Medizinisch Wissenschaftliche Verlagsgesellschaft.

Preuss, W. (2016). Geschlechtsdysphorie, Transidentität und Transsexualität im Kindes- und Jugendalter. München: Reinhardt.

Rauchfleisch, U. (2013). Anne wird Tom, Klaus wird Lara. Transidentität/Transsexualität verstehen. Ostfildern: Patmos.

Rohmert, W. (1991). Grundzüge des funktionalen Stimmtrainings. Köln: O. Schmidt.

Rosanowski, E. & Eysholdt, U. (1999). Phoniatrische Begutachtung vor der Stimmangleichung bei Mann-zu-Frau-Transsexualismus. HNO, 47(6), 556–562.

Schindler, O., Schindler, A. & Wendler, J. (2015). Linguistische Grundlagen. In: J. Wendler, W. Seidner & U. Eysholdt (Hrsg.): Lehrbuch der Phoniatrie und Pädaudiologie (231–242). Stuttgart: Georg Thieme Verlag.

Schüchner, D. (2000). Transsexualität und Logopädie. Der Weg zu einer neuen Stimme – Teil 2. Logopädie, 3, 11–16.

Simpson, A. (2009). Phonetic differences between male and female speech. Language and linguistic compass, 3(2), 621–640.

Sohn, M. & Schäfer, G. (2008). Transidentität aus der Sicht der plastisch-rekonstruktiven Genitalchirurgie. In: D. Groß, C. Neuschaefer-Rube & J. Steinmetzer (Hrsg.): Transsexualität und Intersexualität. Medizinische, ethische, soziale und juristische Aspekte (131–148). Berlin: MWV Medizinisch Wissenschaftliche Verlagsgesellschaft.

Wolfradt, U. & Neumann, K. (2001). Depersonalization, self-esteem and body image in male-to-female transsexuals compared to male and female controls. Archives of sexual behavior, 30(3), 301–310.

WPATH – World Professional Association for transgender health (2012). Standards of care: Versorgungsempfehlungen für die Gesundheit von transsexuellen, transgender und geschlechtsnichtkonformen Personen. Retrieved from http://www.wpath.org/site_page.cfm?pk_association_webpage_menu=1351&pk_association_webpage=4381